儿童家庭养育系列丛书

中西医结合儿童保健

——促进儿童早期发展的家庭指导

陈津津 李华 何丽 吴丹 著

U0237903

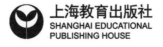

上海教育出版社
SHANGHAI EDUCATIONAL
PUBLISHING HOUSE

目 录

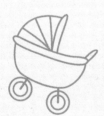

第二部分
答疑解惑抚育中的常见问题

可扫码观看视频

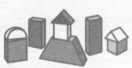
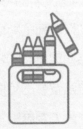

**第三部分
中西医结合的
宝宝家庭护理**

可扫码观看视频

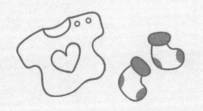

**第四部分
小儿推拿的适用范围
和常用手法**

可扫码观看视频

第一部分
解密宝宝的
发育历程

0—12个月宝宝动作发育的特点

宝宝刚出生，就有吮奶、蹬腿、张嘴哭的本能动作了，这些看似幼稚的动作是宝宝发育的一个个里程碑，与宝宝今后的心理、智力发育密切相关。

宝宝的动作发育遵循一定的规律。

• 头尾规律：动作发育是自上而下的。宝宝先会抬头，之后才可以双手取物，然后逐步能坐、爬、站和走。

• 正侧规律：离心脏近的躯干肌肉动作发育在前，肢体远端肌肉动作发育在后。宝宝先能抬起肩膀，然后逐渐能控制前臂、手腕，最后能用指尖捏取物品。

• 宝宝的动作发展从泛化到集中，从不协调到协调，能逐步减少不必要的动作。

• 宝宝的正面动作发育在前，反面动作在后：通常先学会用手抓东西，再学会放下；先学会从坐到站，再学会从站到坐；先学会往前走，再学会倒退走。

让我们一起来看看不同月龄宝宝的生长发育。

1个月：睡醒后做伸腰动作，趴着时试图抬头。

2个月：能抬头，能后背靠在成人的怀里坐一会儿。

3个月：能用双肘支起上半身，能从仰卧翻成俯卧，能用手（靠前臂）触碰物品。

4个月：扶着能坐稳，能用手握持玩具片刻。

5个月：能自己坐稳，成人扶住腋下时能站，能从身旁拿玩具，能一手拿一个玩具。

6个月：会独自翻身，能独自坐直，成人扶住前臂时能站，能用一只手拿玩具，手心能捏紧玩具。

7 个月：能自己直起上半身，会爬，双手扶着栏杆能站；会双手倒换玩具，会用一只手中的玩具去敲击或触碰另一手中的玩具。

8 个月：能自己坐，自己躺；试图自己扶着物品站起来；被扶住一只手能站稳；会拍手，会摆弄碗筷和勺。

9 个月：能自己从坐姿跪起来，会自己拉开抽屉拿玩具，能自己扶着物品站稳，成人扶住双手时能走。

10—12 个月：能独立站稳，自己扶着栏杆走，能将小包放入大包，能自己关门开门，能用两个手指捏起一根火柴。

如何促进 0—12 个月宝宝的动作发展

- 掌握动作发育的规律。

宝宝每上一个新台阶都需要巩固一段时间。如果宝宝刚会爬，就急于让他学走路，那么宝宝就容易步履蹒跚、跌跌撞撞，还会在骨骼发育不充分的情况下过早负重，导致 O 型腿、X 型腿等发育畸形，妨碍正常的发育进程。

- 适当采取主动干预措施。

宝宝能翻身后，尽可能创造机会让宝宝爬；发现宝宝试着扶栏杆走路时，要让他多练习，同时引导他逐步学会双手扶把走路。

- 与视觉形象结合。

有意识地在宝宝生活的环境中添置一些色彩鲜亮、能转动的玩具，如气球等，宝宝不但爱看，还喜欢用手触碰。宝宝会手舞足蹈，而后逐渐开始尝试协调自己的动作。比如宝宝无意间碰到了绳子，看到绳子上系着的气球飘动，重复尝试后宝宝就能明白其中的因果联系，学着伸手拉绳子；拉不着绳子，宝宝就会身体向上挺，逐渐尝试学着坐；能坐后，宝宝的活动范围更大了，学习新东西的机会也更多了。

如何训练宝宝爬行

爬行是宝宝动作学习中一个重要的里程碑，爬行训练对宝宝的平衡感、手眼协调能力和各种动作发展都很有益处。如何正确训练宝宝爬行呢？6个月左右就可以开始啦。

- 上肢准备：让宝宝俯卧，抬头并两臂撑起上半身。可用镜子、玩具、画报等逗引宝宝抬头。宝宝出生15天后就可适当开始练习，满月后每天可以练习3—4次，每天累计半小时。当宝宝学会上述动作后，可在他俯卧时，用玩具在他一侧手臂上方逗引他够到玩具，两臂可轮流练习。

- 前臂交叉练习：让宝宝俯卧在床边，成人站在床沿，两手掌向上垫在宝宝的掌下，一边用玩具逗引，一边交替移动手掌以带动宝宝两臂交替运动。

- 下肢准备：宝宝3—4个月左右，就可以让他跪坐在成人的大腿上，或当成人仰卧时，让宝宝跪在成人体侧，手扶住成人的身体。让宝宝保持这个姿势，和他一起看画报、念儿歌、玩玩具等，可以锻炼宝宝的膝部支撑力量。

- 两腿交叉运动：在宝宝腹下垫枕头，让宝宝呈俯卧位，成人用双手抓住宝宝的踝部，做前后交替运动。

- 抵足爬行：让宝宝俯卧在床上，成人用手掌顶住宝宝的脚，宝宝会借助成人的手而往前移。开始时宝宝可能还不会用手使劲，整个身子也不能抬高离开床，成人不妨从旁扶住宝宝的身体，必要时可用一点外力帮助他前进。每天可练习2—4次，每次前移2—3米，要天天坚持。

- 四肢协调爬行：训练宝宝用手和膝盖爬行。成人托起宝宝的肚子，并在宝宝的腹部下方帮他交替推拉双腿，每天练习数次。或者在宝宝的面前放一些玩具，他会使出全身的劲向前匍匐爬行。刚开始宝宝可能会用力不当往后退，这时要用力顶住宝宝的双腿，给他一点往前的辅助力量。

宝宝会爬以后，训练要点应转为训练宝宝的方位控制和平衡能力。

转向爬：让宝宝玩一会儿玩具，然后当着他的面把玩具藏到他身后，引诱宝宝转向爬。

爬行小路：把干净的地毯、泡沫地垫、麻质的擦脚垫、毛巾等排列起来，形成一条有趣的"小路"，引导宝宝沿着"小路"爬，体会不同物品的不同质地。

攀爬家具：从地上爬到沙发上，这是建立立体空间概念的最佳机会，还可以加强宝宝的手部和腿部力量，锻炼平衡能力。如果事先做好防护，宝宝攀爬时摔倒也不是坏事，从中宝宝可以学会摔倒时如何自我保护。

0—12 个月宝宝感知觉发展的特点

感知觉主要包括视觉、听觉、触觉、嗅觉、味觉等。宝宝的感觉功能按一定的顺序发展。宝宝的触觉发展得最早，母亲妊娠第 3 个月时，胎儿就有触觉了。在孕后期的 3 个月和出生后的头几个月内，宝宝的感觉系统获得迅速发展。足月新生儿已经具备各项感知觉，尤其是触觉，具有高度的敏感性，是婴儿认识世界的主要手段。触觉在宝宝的认知活动和依恋关系形成过程中占有非常重要的位置。

婴儿刚出生的半年，主要通过感知觉来认识事物，感知觉的发展，特别是视觉和听觉的发展，对宝宝的心理发展起着重要作用。通过各种感知觉，婴儿逐渐认识周围世界。

所以，在早期教育中给予婴儿丰富的感知觉刺激非常重要。

如何促进宝宝的感知觉发展

日常生活和大自然都是训练宝宝感知觉的课堂。不同的事物会对宝宝产生不同的刺激，从而让他们学会辨认不同的感觉，更加敏锐地感知周围的环境，更好地适应社会。

2个月以内的宝宝，最佳的注视距离大约是20厘米，活动的人脸、黑白卡、红球等都能吸引宝宝的注意。要让宝宝多看看周围缤纷的世界。

听觉发展和语言发展是相互关联的，听觉训练也是语言训练的前期准备。轻柔的语调、优美的音乐、不同物品放在盒子里摇晃发出的声音、风声、雨声、各种动物的鸣叫声等，都能提高宝宝的听觉敏锐度；听音辨方向的训练，能提高宝宝的听觉辨位能力；"我说你做"的小游戏能训练宝宝的听觉反应能力。

宝宝的触觉最敏感，可以轻柔地抚摸宝宝的各个身体部位，同时告诉宝宝各个身体部位的名称；用不同温度的水给宝宝洗手，可以让宝宝感受不同的温度；扶着宝宝光脚在不同质地（地毯、沙子、鹅卵石等）的地上行走，让宝宝用手触摸各种不同质地（光滑或粗糙，软或硬）的物品，让宝宝感受各种触感。这些都能促进宝宝更好地发展触觉。

6—12个月时，宝宝的味觉最为灵敏，及时、适当地添加辅食能促进宝宝的味觉发展。宝宝在这个阶段尝试并接受的味道越多，今后就越容易接受各种不同风味的食物。辅食的加入不仅能激发宝宝的味觉发展，还能起到锻炼宝宝嗅觉的作用。

0—12个月宝宝语言发展的特点

1岁以内是宝宝的口语准备阶段。宝宝的语言发展具有以下特点：

- 先懂词音，后懂词义：如先听懂"再见"，再从成人的手势中理解其含义。
- 先自由发音，然后模仿发音。

• 喜欢用手势语言代替口语。

1个月：只能用各种声调的哭表示饥饿、寒冷、不适以及需要爱抚。

2个月：会微笑，一边注视着妈妈移动的身影，一边发出和谐的喉音。

3—4个月：被逗引时会咯咯地笑，四周安静时会自己发出咿咿呀呀的声音。

5—6个月：能发单调的音节，如"ba""ma"，但都属于无意识的自语。

7—8个月：开始重复"baba""mama""dada""nana"等音节，能有意识地模仿成人发这些音，并在词意和熟悉的人、物之间形成联系。

9—12个月：能听懂几个比较简单的短语的意思，如"亲亲妈妈""和爸爸再见"；能用简单的字词表达自己的意思。

如何促进0—12个月宝宝的语言发展

• 创造良好的环境，鼓励宝宝多说话。

鼓励宝宝多发音，尽快完成从元音、多辅音、连续音节到唇舌音的过渡。爸爸妈妈的发音要简单、清晰，方便宝宝模仿；开始可以使用"儿化语言"，如把"帽子"说成"帽帽"，随着宝宝模仿能力的提高，就要逐步纠正为"帽子"。当宝宝急于表达自己的意思时，爸爸妈妈应该是热心的听众，不要处处加以纠正，而应是边听边赞赏。

• 运用多种方式引导宝宝说话。

用讲故事、唱儿歌等方法逗引宝宝说话，竞争性的语言游戏最能引起宝宝的兴趣。不同的游戏方法应该交叉应用。

• 语言和动作相结合。

在提供语言指令的同时，可以配合一些动作。如果爸爸妈妈夸张逗趣地边说边表演，宝宝就会乐此不疲。爸爸妈妈和宝宝交流时，要尽量和宝宝面对面，让宝宝看清爸爸妈妈的表情和口型。

0—12个月宝宝情绪发展的特点

情绪是一种原始的、简单的感情，是与机体需要（如食物、睡眠、空气、御寒等）是否获得满足相联系的最简单的体验。

新生儿就能表示愉快还是不愉快，还可以表现出感兴趣、痛苦、厌恶和自发性微笑。4—10个月的宝宝还能表现出愤怒、悲伤、快乐、惊奇和恐惧。

在与人交往的社会环境中，个体的情绪会逐渐社会化：宝宝在6—8个月时会出现害羞和怕生，形成对主要养护者的依恋；1岁左右遇到挫折时会有挫折感，通常表现为发脾气。

随着宝宝年龄增长，情绪逐渐趋于稳定，他们有意识控制自己情绪的能力会逐渐增强。

0—12个月宝宝情绪表现的特点

- 短暂性，产生激烈情绪的时间较为短暂。
- 强烈性，微小的刺激就可能引起强烈的情绪反应。
- 易变性，短时间内情绪就可以有很大的变化。
- 真实性和外显性，毫不掩饰自己的情绪，完全显露在外。比如，当需求得到满足时（喝奶、换尿布等）就露出愉快的微笑，未得到满足就烦躁不安或哭闹。

如何促进 0—12 个月宝宝的情绪发展

● 不要随意更换养护者，尽量由宝宝亲近、熟悉的人照顾宝宝。及时识别、满足宝宝的基本生理需求，保证足够的睡眠、食物、玩具等，培养宝宝有规律的生活作息。

● 不要忽略宝宝的情感需求：经常性地爱抚，陪宝宝玩耍，进行语言和非语言的交流，经常到户外接触大自然以及同伴。母爱或者是稳定的养护者的爱，有助于帮助宝宝建立安全性依恋，培养对人类社会的信任感和对周围环境积极探索的精神，为良好的个性发展奠定基础。

● 创造愉快融洽的家庭气氛。父母应避免在宝宝面前表现出工作压力、紧张的情绪、家庭矛盾等，让宝宝在充满爱的和谐环境中健康成长。

0—12 个月宝宝的心理健康目标

从婴儿期就开始良好的亲子互动，给宝宝创造一个充满爱的家庭环境，对宝宝的需求及时做出恰当回应，能让宝宝对养护者建立安全型依恋，对周围世界建立信任感。在此基础上，才能激发宝宝探索外部环境的勇气和求知欲。

提供健康、丰富的生活和活动环境，满足宝宝多方面发展的需要，在安全的前提下鼓励宝宝的探索行为，使他们在愉快丰富的生活中获得身心发展，形成良好的情绪情感。

培养宝宝良好的个性和行为习惯，对宝宝良好的行为要予以强化，对不好的行为则要予以制止，为宝宝健全人格的发展打好基础，以便将来更好地适应社会环境。

1—2 岁宝宝动作发育的特点

宝宝长到 1 岁时，动作发展最大的成绩是从站稳、学着迈步到能独立自由行走。

大多数宝宝要到 15 个月才能完全独立行走。刚开始时可能需要牵着他的手走，也可以让他扶着墙或栏杆走，渐渐地，他就能独自往前摇摇晃晃地走两三步，能在行走中停住再开步走，最后至完全独立行走。这个过程一般在 3 个月左右。

到了 18 个月，宝宝就能行走自如了，还能拖拉着玩具车走，或者倒退走；2 岁左右就能单腿迈步上下台阶，用双脚跳跃。

1 岁以后，宝宝手指的精细动作也有了很大发展，1 岁半时可以自己拿杯子喝水，拿着汤匙吃饭（尽管动作还不是很协调），拿着笔在纸上乱涂乱画等。

1—2 岁宝宝感知觉发展的特点

感觉是指人脑对直接作用于感觉器官的刺激物的个别属性的反映，包括视觉、听觉、嗅觉、味觉和触觉。

1 岁后，宝宝的视听感官有很大的发展：对移动物体的辨识能力明显增强，双眼能对焦，通常表现为手眼协调能力明显进步，还能辨识事物的形状、大小、颜色等；听觉更敏锐，能从成人的动作中了解对应的语词，能听懂简单的指令；词汇量逐渐丰富，能简单地表达自己的意愿；喜欢听音乐，跟着音乐会自发地拍手、摇摆身体。

嗅觉与味觉也相当敏锐：当妈妈不在身边时，可以依靠依恋物的气味及触感得到安抚；对饮食已有自己的某些口味偏好。

此阶段，宝宝逐步从口腔触觉探索世界逐渐过渡到用双手探索，他们拿了东西不再放入口中，而是用眼睛去观察，用手去把玩。

如何促进宝宝的感觉发展

宝宝对世界的认识来源于感觉经验，因而早期的感觉训练是智力发展的重要途径。爸爸妈妈可以这样做：

• 选择有趣的玩具让宝宝玩，这样宝宝吮吸手指的行为就会逐渐减少，触摸物品、摆弄物品等手的动作就能得到充分发展。

• 利用积木、套杯等玩具，锻炼宝宝的手眼协调能力。

• 多与宝宝进行语言互动，增强宝宝的听觉理解能力；也可以选择一些节奏鲜明、短小活泼的歌曲或乐曲，让宝宝随着音乐做拍手、招手、摆手、点头等动作。

• 充分利用食物，用漂亮的摆盘、诱人的香味和各式的味道，刺激宝宝的嗅觉与味蕾，提高他主动进食的兴趣。

1—2 岁宝宝语言发展的特点

12—18 个月宝宝的语言发展，主要是对语言的理解。他们能说出的词比较少，一般都为单音重复字词，如"妈妈""奶奶""灯灯""谢谢"等。这个阶段的宝宝常用同一个字词表示许多不同的意思，以字词代替语句，字词的精确性比较低。如宝宝叫"妈妈"，可能是和妈妈打招呼，也可能是要妈妈抱，还可能是要妈妈给他吃的。

到 18 个月左右，宝宝的词汇量会明显增多，一般能说出 10 个词左右。这个时期的宝宝还有一大特征就是会使用简单句，也就是所谓的"电报句"，能说 3—5 个字组成的句子，非常简练，就像成人打电报时的语言，如"妈妈抱""宝宝吃"等。这个时期，宝宝开始有意识地与家长进行简单的言语交流。

宝宝 19 个月以后，往往会出现语言的"爆发期"，一下子能说 50 多个词；到了 2 岁左右，还能正确使用代词"我""你"。

如何促进 1—2 岁宝宝的语言能力

宝宝 12—18 个月时，能说出的词比较少，家长这时就需要多和宝宝说话，帮助宝宝接受更多的词汇，千万不要认为宝宝什么都不懂就不跟他说话。与宝宝说话时，尽量用简短的规范语言，不要长时间使用"吃饭饭""睡觉觉"等小儿用语。同时，说话时要看着宝宝，指着正在说的事物，或者做正在说的动作，帮助宝宝把语言和事物、动作配合起来理解。

家长除了要"爱唠叨"，还要学会用心聆听宝宝说话。不论宝宝发音如何，都要及时予以回应，保持交互对答的形式，鼓励宝宝说话。还可以在临睡前念故事给宝宝听，一个故事可以重复多次，让宝宝学着复述故事；也可以向宝宝提出问题，让他看图讲给家长听。

平时，要为宝宝提供与其他宝宝交流玩耍的机会，在这个过程中，宝宝将学会更好地表达自己的意思，同时提高人际交往能力。

1—2 岁宝宝情绪发展的特点

随着年龄增长，宝宝的情绪由最初与生理需要相联系，逐渐过渡至与社会性需要相联系；宝宝情绪中的社会性交往需求不断增加，逐渐出现愤怒、悲伤、快乐、惊奇、恐惧等多种情绪。

1岁的宝宝遇到挫折时，挫折感通常用发脾气来表现。1岁半的时候，宝宝开始有更多的情感表达，在此基础上，会进一步表现出不安、羞愧、内疚、自豪、嫉妒等情感。到2岁左右，可以表现出友好、温和、平静、感激和热情等情绪，能清楚地表达自己的骄傲和同情心。

宝宝2岁左右就能拥有表现各种基本情绪的能力，调节自我情绪的能力也越来越强。

如何促进1—2岁宝宝的情绪发展

对1—2岁宝宝来说，长期保持良好的情绪是培养良好性格的基础，这对身心健康和智力发育也很重要。

家长要为宝宝安排一个舒适有序的生活环境，这是形成良好情绪的保证。

• 家长自己要多保持愉快、乐观的情绪，尽量控制不良情绪，避免把自己的负面情绪"传染"给宝宝，让宝宝感受到有人关心他、爱护他。

• 当宝宝表现出欢乐、幸福等情感时，家长可以用拥抱、亲吻，与他说话、做游戏等积极的反应来回应他。

• 如果宝宝哭闹，应该适当满足他的需要，哭声能引起家长的关注，这会让宝宝有安全感。当然，家长不能只在宝宝哭闹时才注意他，否则容易养成宝宝用哭声引起他人注意的习惯。

• 宝宝一旦无理取闹、哭闹不休，家长既不要惩罚他，也不用过度反应。在宝宝平静下来之前，不妨走开一会儿，进行冷处理，等宝宝平静下来以后，再和他沟通。

了解宝宝的气质

气质是个体应对身体内部或外部的各种刺激的表现方式。个体的气质是先天的，是人格发展的基础。每个宝宝有自己的气质特征，从出生起就表现出各自的差异。

我们可以从九个维度观察宝宝的气质：包括活动水平、节律性、趋避性、适应性、反应强度、情绪本质、坚持度、注意分散度、反应阈。在每个维度，都有三种表现水平，即较高（强）、适中和较低（弱），这些"指标"决定了不同宝宝在气质上的差异。

根据这九个维度的不同组合，可以归纳出宝宝的三种典型气质类型：易养型、难养型、启动缓慢型；介于这三种典型气质类型之间的，还有中间偏易养型和中间偏难养型。

根据宝宝的气质来养育宝宝

每个宝宝生下来就具有自己的气质特征，父母要尊重宝宝的天性，实施个性化养育方式，这样才能更好地促进宝宝心理健康的发展。

"难养型"宝宝，通常生活不太规律，需要父母逐步训练生活作息；一旦生活有了规律，任性、易发脾气等情况就会减少。"难养型"宝宝的父母需要有更多的耐心，简单的斥责和惩罚，只会让宝宝更加烦躁易怒、抵触消沉。

"易养型"宝宝，则不能因为他们"脾气好"，父母就忽视他们希望被关爱的需求。平时，父母不要给"易养型"的宝宝立太多"规矩"，对他的行为不过多干预，以免抑制他的探索行为。

"启动缓慢型"宝宝，需要让他按照自己的认知速度和特点去适应环境，父母不要施加过多的压力，而要多鼓励、指导和帮助宝宝，增强宝宝的自信心，使其健康发展。

2—3 岁宝宝动作发育的特点

　　2—3 岁宝宝的动作发育更趋成熟。2 岁半左右的宝宝基本能掌握跳、跑、攀登、单脚站等复杂动作，还会单脚跳 1—2 次，会两脚交替着一步一级上楼梯，会骑三轮自行车，能从 25 厘米左右的高处跳下。3 岁左右时，宝宝能较好地控制身体的平衡，会跳跃，会单脚跳，能双脚交替着一步一级下楼梯，会跳远，攀高爬低，动作相当灵活。

　　精细动作也更加灵巧。2 岁半左右，大部分宝宝会穿脱短袜，用勺子吃饭，叠起 8 块方积木，临摹画直线和水平线。3 岁左右，会初步用剪刀剪东西，扣纽扣，学习使用筷子，折纸，两手的配合比较协调。

　　到了 3 岁，宝宝的粗大动作和精细动作基本发育完善，初步达到成人的水平，在今后的发育过程中，只需要进一步让动作达到熟练程度。

　　这时期，宝宝尽管能完成一些基本动作，但还要学习一些复杂动作和技巧性动作，如快速连续跳、快速跑中保持平衡等，这对宝宝是一项新的挑战。

如何促进宝宝的动作能力

　　在平时的生活中，家长可以这样做：

　　● 引导宝宝独自上下楼梯。用玩具逗引或鼓励宝宝走楼梯，引导宝宝尽量不要扶家长或栏杆，独自上下楼梯。也可以选择无扶手，只有 3—4 层的阶梯练习。

- 引导宝宝练习双足跳。家长牵着宝宝的两只手，教他蹦跳，逐渐过渡到没有成人的帮助，宝宝也能双脚同时抬起跳离地面。双足跳的动作较熟练后，家长还可以鼓励宝宝从稍高的地方往下跳，教他着地时膝盖应该如何弯曲。

- 引导宝宝练习单足站立。开始时，让宝宝扶着家长或物品抬起一只脚，单足站立几秒钟，随后逐渐延长训练时间，直至宝宝可以不依靠外力单足站立。

- 多和宝宝做动手游戏。可以和宝宝一起用积木搭楼房，玩比赛拾物，用绳子串珠，学习用筷子夹东西，折纸，拧紧玩具螺丝、瓶盖，玩橡皮泥等。

- 引导宝宝自己的事情自己做。教宝宝认识衣服的前后，练习自己穿衣，并试着扣上简单的扣子。脱衣服时，要先解开扣子，再脱掉衣服。可以用一些较宽松的外衣让宝宝练习，一般宝宝先学会脱衣，再学会穿衣。还要教宝宝试着自己穿不用系带的鞋子。教宝宝明确表达如厕的需要，还要训练宝宝自己脱裤子上厕所，教会宝宝如何才能不弄脏裤子，提醒宝宝中午和晚上上床睡觉前要先去厕所小便。

2—3 岁宝宝语言发展的特点

这个时期宝宝的语言发展特别迅速，说话的积极性特别高。尽管宝宝说的话仍然以简单句为主，但是说话的内容丰富了，他们已经掌握了与生活有关的最基本的词汇，会正确地运用代词"你、我"，会说"不要你了，我自已睡"，会用语言和家人简单交流，还会唱上几句儿歌。

3 岁左右，大多数宝宝能用语言同他人交往，说出的话偶尔还会出现复合句。句子中通常能包含 10 个字，词汇量达到 1000 个左右，会用代词"他"，会说完整的儿歌。

如何促进宝宝的语言发展

2—3 岁是宝宝学习语言和发展语言的关键时期，也是宝宝学习口语的最佳年龄。尽管他们已经掌握了最基本的词汇和最基本的句型，所说的话也基本符合语法，但语言水平相对薄弱，经常是和动作相联系的，需要边做动作边说话。因此，要使宝宝的语言能力进一步发展，成人要创造条件，让宝宝在日常生活中或游戏中通过模仿来学习语言，并给予正确的引导。

- 宝宝到了 2 岁以后，父母不能再用简短的儿化语句来和宝宝说话，而要用完整规范的语句。如给宝宝吃苹果，只说"苹果"两个字是不合适的，可以告诉他"这是一只又大又圆的红苹果"。在平时的生活中，通过给宝宝讲故事，朗读儿歌，看图说话等来丰富宝宝的词汇，帮助宝宝练习说话。

- 这时期宝宝的语言发展不能脱离环境和活动，因此，还要注意丰富宝宝的生活，让宝宝广泛接触周围的人和事，在和他人的交往中，发展和丰富语言。

- 2 岁半以上的宝宝语言发展迅速，接受能力较强，家长在介绍物品的时候，除了物体的名称之外，不妨再和宝宝说说物品的作用，物品的外部特征，如大小、颜色、形状、轻重等，既能丰富宝宝的认知经验，也能扩展词汇量。

- 利用提问的方式，多引导宝宝尝试描述物品并表达自己的感受，将之前自己接受的各种语言刺激组织并表达出来。

爱心提示：

　　小年龄幼儿语言发展过程的个体差异很大。有的宝宝1岁半时就能说许多句子，背儿歌，有的宝宝可能到了2岁多还不太会说。这种情况是正常的。我们不能简单地下判断：说话早、说话多的宝宝比说话迟、说话少的宝宝聪明，说话迟、说话少的宝宝今后的语言发展会落后。语言发展存在个体差异和环境教育的差异。如果这时期的宝宝能完全理解父母的话，能正确使用代词"我""你"，那么即使说不了几句话，不会背儿歌，也没什么关系，父母不必过于焦虑，只要给予丰富的语言刺激，宝宝的语言能力很快就能迎头赶上。

2—3 岁宝宝注意力发展的特点

　　注意力是确保个体的心理活动集中在一定的人或物上的一种能力，它包括有意注意和无意注意。有意注意是个体自觉地、有目的地将注意力集中在某件事物上，需要一定的努力才能做到。无意注意则是个体不自觉、无意识地将注意力投注于某件事物，不需要个体有意识地努力控制。比如，教宝宝看书、认字，这就需要有意注意，而突然室外有鞭炮声，宝宝被吸引去看放鞭炮，这就是无意注意。

　　有意注意的水平与个体神经系统的发育密切相关。婴幼儿大脑皮质的发育还不成熟，通常以无意注意为主。

　　婴幼儿以无意注意为主，但也具有一定的选择性，比如盯着看简单、色彩鲜明图案的时间就比看复杂、灰暗图案的时间长。3个月的婴儿已经能比较明显地注意人的脸和声音，但只能持续数秒钟。

随着年龄的增长，婴幼儿逐渐开始出现有意注意。2—3岁的宝宝有探察一切的愿望，喜欢东看看、西摸摸，只要是新鲜的东西，都会引起他的注意。同时，他开始能服从成人的要求控制自己的行为，其有意注意能保持一定的时间。

爱心提示：

这个年龄段宝宝有意注意的稳定性较差，易受外界因素的干扰，能集中注意力的时间往往只有5分钟。这是完全正常的，不是宝宝得了多动症。

2—3岁宝宝记忆力发展的特点

2—3岁宝宝的记忆力还处于发展过程中，记忆特点与成人有很大差异。

● 以无意记忆为主，形象记忆占主导地位。

2—3岁宝宝对颜色鲜明、会动、有趣的物品非常感兴趣，对这样的物品孩子往往能毫不费力地记住。

幼儿园、汽车、飞机、火车等概念，因为有具体的场景和形象，宝宝也非常容易记住。

● 以机械记忆为主，不善于理解记忆。

宝宝的大脑像一架照相机，可以拍摄周围的一切，即便他对所要记忆的内容根本不理解，但在成人的反复教导下，仍然能将很多东西保留在记忆深处。所以，孩子尽管不理解唐诗、英语单词等，但仍能背诵很多唐诗、英语单词。机械记忆有助于孩子掌握更多的知识，在此基础上学会理解记忆；但是成人必须了解，孩子能记住某些知识，并不意味着真正理解了这些知识。

- 记忆容易受情境或情绪影响。

2—3 岁宝宝的自我控制能力比较差，记忆很容易受情绪的影响。心情愉快的情况下，记忆效果往往比较好；心情沮丧时，则有可能什么都记不住。另外，一些伴随动作或强烈情绪体验的事物可以强化宝宝的记忆。所以，应尽量在宝宝心情愉快的时候安排宝宝学习，多用动手操作的方式引导宝宝学习。

- 记忆容易遗忘且准确性差。

2—3 岁宝宝的记忆特点之一是容易遗忘，尤其是 3 岁前的孩子，记忆的内容非常容易被遗忘，因此大部分人都记不住 3 岁以前的事情。心理学家称这种现象为"人类幼年健忘"。

正因为容易遗忘，这个年龄段孩子的回忆准确性较差，回忆往往是片段的、不完整的，常常会丢失细节，颠倒时空，或者将不同的人物、事件随意组合。

- 记忆内容在头脑中保留时间较短。

如果见过的事物不在眼前，9 个月内的宝宝根本回忆不起来；2 岁左右的宝宝只能回忆一天或几天前发生的事；3 岁左右的宝宝只能回忆几个星期以前的事。

- 记忆有很大的随意性。

3 岁以内宝宝的记忆没有目的性，凡是宝宝感兴趣的、印象鲜明的事物，宝宝都能记住。父母如果不记得把某个物品放在什么地方了，恰好这个物品是宝宝看到过的，宝宝就能帮着找到。

2—3 岁宝宝情绪发展的特点

这个年龄段宝宝的情绪情感发展主要有以下三方面的特点。

- 社会化。个体最初的情绪是与生理需要相联系的，随着年龄的增长，个体的情绪逐渐与社会性需要相联系，这个过程就是情绪的社会化过程，也是情感的发展过程。这个时期，宝宝的情绪情感社会化表现在：由社会性交往引起的情绪变化不断增加，引起情绪反应的社会性因素也不断增加，宝宝的表情逐渐社会化。

- 情绪情感越来越丰富，越来越深刻。情绪情感的丰富，主要是指情绪情感的体验越来越细化，情感指向的事物越来越多。情绪情感的深刻，主要是指情绪情感由指向事物的表面转变为指向事物的内在特点。

- 情绪的自我调节。随着年龄的增长，宝宝对情绪的自我调节能力越来越强，主要表现为：情绪的冲动性减少，情绪的稳定性增加，情绪情感从外露到内隐。

学龄前幼儿动作发育的特点

3—4 岁的幼儿能跳得高，跳得远，两脚交替上下楼梯，会单脚站立 5 秒钟左右；能自己洗脸洗手，能在家长的协助下穿脱简单的衣服；能用筷子、扣纽扣、画图形，会折纸、剪贴，会一页一页地翻书等。

4—5 岁的宝宝能单脚跳跃，抓住跳跃的球，脚尖对着另一只脚的脚跟直线向前走，能玩跷跷板、滑滑梯等；可以很好地自己洗脸、刷牙、擦鼻涕，独立穿脱衣物；能很好地使用筷子，画出简单的人物形象，包括头、躯干、四肢等，能画三角形、正方形。

5—6 岁的宝宝能连续走路 30 分钟，能迅速自如地转弯跑、后退跑、加速跑、边跑边踢球、拍球等，能单脚站立 10 秒钟左右，能脚尖对着另一只脚的脚跟往后走，说明协调性和平衡能力已经发展得较好；能帮助家长做一些简单的家务，如扫地、擦桌子、收拾碗筷等；会用卷笔刀削铅笔，画比较完整的小人，用铅笔书写 10 以内的阿拉伯数字以及简单的汉字，手工能力有了进一步提高。

如何促进学龄前幼儿的动作发展

• 首先要坚持不懈，持之以恒。每个动作都是从不会到会，再到熟练掌握的，这个过程必须经过多次重复和多次练习。

• 其次要根据幼儿特点，有计划、有步骤地增加运动的复杂程度及锻炼的强度和时间。通常由简到繁，由易到难，由小量到大量，时间逐渐延长，循序渐进地练习。

• 最后要结合年龄注意个别对待，不同年龄、性别和健康状况的幼儿，要选用不同的锻炼方法。

学龄前幼儿感知觉发展的特点

个体的感知觉是在活动中发展起来的。刚出生的宝宝首先发展的是以皮肤触觉和味觉为中心的近距离感觉，随后逐渐发展以视觉、听觉为中心的远距离感觉；各种感知觉从不分化到逐渐分化，从单独起作用到最后各种感知觉相互综合。

5—6 岁的幼儿分辨事物的能力有所提高，已经能正确区分混合色和颜色的不同深浅，能将光谱中的大部分颜色和其名称紧密地联系起来。

触摸觉的感受逐渐精确起来。如果让幼儿用两只手来掂量两个体积相同、重量不同的小盒子，3—4 岁幼儿往往还无法辨别哪个盒子更重，而 5—6 岁幼儿就能准确地辨别。

5—6 岁幼儿的时间概念也比较清晰，不但能辨别"昨天""今天"，甚至能辨别"前天""后天"和"大后天"。

空间知觉包括对方位距离（或深度）、形状、大小等的辨别。它的形成有赖于幼儿从生活经验中不断总结的感受，以及掌握的各种表示空间关系的词。一般情况下，孩子在 3 岁左右能辨别上下，4 岁左右开始辨别前后，5 岁能以自身为中心辨别左右，有些 6 岁的孩子还能在镜面中辨别左右。

学龄前幼儿语言发展的特点

3—6 岁是幼儿语言能力发展的黄金时期。幼儿的大脑、神经、肌肉迅速发展并接近成熟；词汇量发展迅速；认知能力、逻辑能力、自我意识开始迅猛发展。这些发展因素的综合作用，令这一阶段幼儿的语言发展潜力巨大。

5—6 岁的幼儿基本能正确发音，语言连贯性增强，词汇更加丰富，可以自由地与成人进行语言交流，初步掌握语法结构和书面语言的表达方式。幼儿能比较自由地表达自己的思想感情，有强烈的语言表达需求，乐于谈论每一件事；经常模仿父母说话的语气；乐于表演自己熟悉的故事，扮演角色游戏。

这个年龄段的幼儿还具有一定的逻辑思维，喜欢指出别人错误的发音，但对自己还不会准确发音的词语却故意回避。他们不仅可以完整、连贯地说话，还表现得大胆、生动、有感情，并喜欢在讲话过程中配合做肢体动作。

如何促进学龄前幼儿的语言发展

语言是表达思想、与别人进行交流的工具，幼儿早期的语言教育包括倾听、表达、早期阅读和书写前准备四方面。日常生活中，父母应努力营造肯定、支持、鼓励幼儿语言表达的氛围，让孩子在平等、和谐、被肯定的气氛中表述自己感兴趣的话题。同时，父母还应为孩子做榜样，语言使用应做到规范、亲切、文明、生动。

优秀的儿童文学作品是幼儿语言学习的范例，父母应经常为孩子朗读优秀的儿童文学作品，用丰富的表情和优美的语言进行朗诵，这能激发孩子的阅读兴趣。亲子阅读时，父母可以手指文字，在阅读有趣故事的过程中，教孩子认识一些简单的常用字。在阅读中识字，可以让幼儿将图、文、字结合起来，有助于对汉字的理解，也有助于激发幼儿的学习兴趣和学习自信。

爱心提示：

值得注意的是，不能为了识字而识字，识字不是阅读的绝对前提，识字也不等于学会阅读。识字服务于阅读，而不是阅读的根本目的。

学龄前幼儿注意力发展的特点

这个年龄段幼儿的注意稳定性仍然较差，容易受外界因素的干扰而分散、转移注意力。一直到小学低年级，幼儿的注意力保持度经常带有情绪色彩，任何新奇的刺激都会分散他们的注意力，到小学高年级才能持续比较长的时间。

学龄前幼儿保持注意力集中的时间

5 岁以前，幼儿能集中注意力的时间往往只有 3—5 分钟。

5—7 岁的幼儿能集中注意力的时间为 15 分钟左右，7—10 岁的宝宝为 20 分钟左右，10—12 岁的宝宝为 25 分钟左右，12 岁以后为 30 分钟以上。

个体的注意力水平是能通过锻炼得到增强的，但是锻炼方式应符合幼儿的特点，切忌"疲劳轰炸"，可以经常用新的、生动的内容来引起幼儿的兴趣，并尽量排除外界干扰。

如何培养幼儿的注意力

- 提供安静的环境。

安静的环境能使幼儿沉静下来。

- 陪伴幼儿需有技巧。

如果幼儿无法独立完成学习，父母可在旁陪伴、协助，但切忌给予过多的指导。尤其要注意的是，在孩子专注于学习时，父母不宜随便打搅，应在告一段落时，再提出要求。

- 用静态的游戏延续注意力保持的时间。

玩拼图、穿珠子，这些简单的游戏可以让孩子享受完成任务的成就感，适合用于训练孩子短时间的注意力，之后再慢慢加大游戏难度，以提高孩子的专注度。

- 从 1 分钟开始。

孩子只要集中注意力 1 分钟以上，家长就予以称赞；之后逐渐延长到一次 5 分钟、10 分钟。赞赏、鼓励是提高孩子学习兴趣的重要因素。

● 锻炼幼儿的意志品质。

在日常生活中，注意养成孩子有始有终做好每一件事的良好习惯。

学龄前幼儿记忆力发展的特点

4 岁左右，幼儿的记忆会发生转折，此后孩子记住的内容就可能终生难忘。个体靠无意记忆所获得的知识是零星的，片断的。3 岁以下孩子的无意记忆占优势，他们识记形象直观的内容比识记抽象的原理和词汇容易得多。比如，在识记词汇的过程中，生动形象的描述就比抽象的概念更容易让幼儿接受。

5—6 岁幼儿记忆的有意性会有明显发展，不仅能对一些内容进行识记和回忆，还会自发、有意识地运用一些方法帮助自己加强记忆。相对形象记忆，幼儿的词语记忆已经占优势了。这个时期，家长不妨多多培养孩子的有意记忆，它是今后开展认知学习的基础。

学龄前幼儿情绪与社会性发展的特点

3—6 岁时期，幼儿的情绪体验已经非常丰富，能出现一些高级情感，如信任、同情、道德等；情绪保持时间略长，但仍不稳定，经常要面临信任—欺骗、自主—依赖、依恋—分离等矛盾性情感问题，并需要努力解决这些问题。随着想象力的发展，幼儿还会出现对自己想象出来的事物感到担惊受怕的情况。

3—4 岁幼儿发脾气的冲动行为仍然很明显,随着语言和认知能力的发展,幼儿对行为的控制和调节能力迅速发展,5—6 岁幼儿不愿意服从成人要求时,会用较复杂的语言与成人协商。

学龄前幼儿在幼儿园的集体生活中要遵守各种游戏规则,在平等的同伴关系中,还要学会宽容、妥协、自制、坚持等品质。自制的行为主要表现为抗拒诱惑和延迟满足。

如何做好学龄前幼儿的心理保健

轻松愉悦的心情可以让孩子顺利地开展各种活动,因此父母要建立和谐、默契的关系,尽量给孩子创造一个轻松、愉快的生活环境。

对待孩子应宽严相济。对孩子的缺点、错误不加理睬,满足孩子的不合理的要求,或过于苛求孩子,总拿自己家的孩子与别人家的孩子相比,这些做法都是错误的。我们对待孩子应该严中显爱、严之有理、爱之有度。

● 做民主型家长,让孩子感到父母可亲可敬。

孩子再小也是独立的个体,有自己认识事物的方式、方法,有自己的情感需要。父母要尊重孩子,放下架子,蹲下来与孩子交流,使孩子觉得自己和父母是平等的。

在孩子犯错之后,父母不要打骂孩子,应及时给其讲明道理;父母自己讲错话、做错事之后,也要勇于向孩子承认错误。这不但不会降低父母在孩子心中的威信,反而会使孩子感到父母可亲可敬。

客观评价孩子。一味地贬低或者一味地吹捧都是不合适的。当孩子确实取得成绩或有进步时,父母要表示祝贺或给予表扬和鼓励。

- 培养孩子良好的个性心理品质。

成长道路不可能是一帆风顺的，孩子的个性心理品质，将直接影响他们未来的生活、学习和工作，因此我们要注意培养孩子良好的个性品质。

培养独立性。在日常生活中，尽可能地让孩子自己动手，自己的事情自己做，万不得已时，家长也应是协助，千万不要包办代替。

磨炼顽强的意志。家长可利用各种挫折情境来磨炼孩子的意志，更重要的是，教给孩子一些积极的克服挫败感的策略，如适时调整目标、挖掘自己的优势、反思自己的过失等。

培养与人合作的意识。在日常生活抓住随机教育的机会，让孩子学会交往、合作，懂得尊重、理解和宽容别人。

体验成功。人生初期的成功对孩子今后的学习、生活有着极大的影响，所以家长要创造条件让孩子体验到成功，这有利于培养孩子的自信心。

什么是感觉统合

外界的各种感觉刺激（包括视觉、听觉、触觉等）经过神经传至大脑，大脑各部分分别对传入的信息进行综合，形成对外界的感知，并做出和外部环境相适应的反应，这一过程即为感觉统合。感觉统合能力一般分为前庭平衡能力、本体感觉能力、触觉防御能力等。

当大脑对感觉刺激的整合发生问题时，机体就无法及时对外界环境做出适当的应对，这被称为感觉统合失调。

当前庭平衡功能反应不足时，个体通常会表现为平衡能力差，口齿不清。

本体感觉功能不足时，个体可能左右不分，导致阅读、书写、计算困难；

甚至进而导致学习焦虑，缺乏安全感等。

当触觉防御过度时，个体会表现为对触觉非常敏感，嫌弃或偏爱某些质地的衣物；对其他人非恶意的触碰有厌恶情绪，如被搂抱时感到不快，不愿做个人卫生，不爱做手工操作等。

如果触觉和本体感觉统合能力都发展落后，那么个体将表现出动作笨拙，运动技能差，顺序性和时间意识差，书写速度慢等问题。

如何促进幼儿的感觉统合能力

感觉统合能力发展的关键年龄是 3—7 岁，在日常生活中，父母可以通过以下方法提高幼儿的感觉统合能力。

• 促进幼儿的前庭功能。

摇晃、旋转可以提高平衡能力。爬行、坐木马、荡秋千、走独木桥、跳绳、骑两轮自行车和一些电动玩具项目，都有摇晃、旋转的场景，能锻炼幼儿的平衡能力。

• 促进幼儿的触觉功能。

平时多爱抚、拥抱幼儿。对于触觉防御过度的幼儿，可以在幼儿洗脸、洗澡和入睡时，用手或柔软毛巾轻轻触压幼儿的皮肤，让幼儿逐渐习惯不同质地物品的触碰；对于触觉迟钝的幼儿，可以用软毛刷刷幼儿的皮肤，用梳子稍用力地梳头，以唤醒幼儿的触觉感受；在平时的生活中，让幼儿尽可能多地触摸各种不同质地的物品。

• 促进幼儿的本体功能。

促进本体功能，主要在于让幼儿感受到自己身体与各种姿势、各种动作的联结。变换幼儿的睡觉姿势，引导幼儿在地板上无拘无束地攀高爬低，玩各种球类游戏，学着自己吃饭等，都可以增强幼儿的本体功能。

第二部分
答疑解惑抚育中的
常见问题

如何给宝宝做抚触

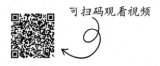

可扫码观看视频

给宝宝做抚触，既能促进宝宝的神经系统发育，促进生长及智能发育，又可以增加宝宝与父母的交流，帮助宝宝获得安全感，发展对父母的信任感。

0—3 个月宝宝的抚触

怎么给 0—3 个月的宝宝做抚触呢？爸爸妈妈们只要记住以下口诀，就能轻松操作。

- "小脸蛋，真可爱，妈妈摸摸更好看"

让宝宝平躺。成人的双手拇指放在宝宝前额眉间的上方，用指腹从额头轻柔向外平推至太阳穴。拇指从宝宝下巴处沿着脸的轮廓往外推压，至耳垂处停止。反复3—4次。

- "小耳朵，拉一拉，妈妈说话宝宝乐"

让宝宝平躺。成人用拇指和食指轻轻按压宝宝的耳朵，从上耳廓按到耳垂处，反复向下轻轻拉扯，然后再不断揉捏，反复3—4次。

- "妈妈搓搓小手臂，宝宝长大有力气"

让宝宝平躺。成人轻轻挤捏宝宝的手臂，从上臂到手腕，反复3—4次。

- "伸伸小胳膊，宝宝灵巧又活泼"

让宝宝平躺。成人把宝宝两臂左右分开，掌心向上。

- "动一动，握一握，宝宝小手真灵活"

让宝宝平躺。成人用拇指按摩宝宝的手腕。再用拇指抚摸宝宝的手掌，使他的小手张开，让宝宝抓住成人的拇指，成人用其他四根手指按摩宝宝的手背。成人一只手托住宝宝的手，另一只手的拇指和食指轻轻捏住宝宝的手指，从小指开始依次转动、拉伸每根手指。

- "小肚皮，软绵绵，宝宝笑得甜又甜"

让宝宝平躺。成人放平手掌，围绕宝宝的肚脐顺时针方向画圆，按摩宝宝的腹部。注意动作要特别轻柔，不能离宝宝的肚脐太近。

- "妈妈给你拍拍背，宝宝背直不怕累"

让宝宝趴卧。成人双手大拇指平放在宝宝脊椎的两侧，其他手指并在一起扶住宝宝身体，拇指指腹分别由宝宝背部中央向两侧轻轻抚摸，从肩部移至尾椎，反复3—4次。成人五指并拢，掌根到手指成为一个整体，横放在宝宝背部，手背稍微拱起，力度均匀地从宝宝的脖颈抚摸至臀部，双手交替，反复3—4次。

- "摸摸胸口，真勇敢，宝宝长大最能干"

让宝宝平躺。成人双手放在宝宝的两侧肋缘，先是右手向上滑向宝宝右肩，复原。然后换左手上滑到宝宝左肩，复原。注意避开宝宝的乳头。重复3—4次。

- "宝宝会跑又会跳，爸爸妈妈乐陶陶"

让宝宝平躺。成人用拇指、食指和中指，轻轻揉捏宝宝大腿的肌肉，从膝盖处一直按摩到尾椎下端。成人用一只手握住宝宝的脚后跟，另一只手的拇指朝外，握住宝宝的小腿，沿膝盖向下捏压、滑动至脚踝。

- "妈妈给你揉揉脚，宝宝健康身体好"

让宝宝平躺。成人一只手托住宝宝的脚后跟，另一只手四指聚拢放在宝宝的脚背，用大拇指指肚轻揉宝宝的脚底，从脚尖到脚跟，反复3—4次。

爱心提示：

抚触者在抚触过程中要面带微笑，向宝宝传达爱意，这样才能起到最好的效果。建议抚触还要做到每天坚持15分钟，如果"三天打鱼，两天晒网"，作用就不大了。

如何给宝宝做被动操

可扫码观看视频

　　婴儿被动体操是宝宝体格锻炼的重要方式，能促进宝宝基本动作的发展。通过婴儿被动体操可以促进宝宝骨骼与肌肉的发育，促进新陈代谢；安定情绪，改善睡眠；增进亲子感情，促进智力发育；增强免疫力，预防疾病。

3—6个月宝宝的被动操

　　怎么给宝宝做被动操呢？很简单，一点也不难。

　　• 扩胸运动。

　　预备姿势：宝宝平躺，成人用两手握住宝宝的腕部，让宝宝握住成人大拇指，两臂放于身体两侧。

　　动作：第1拍带动宝宝两手向外平展与身体成90度，掌心向上；第2拍带动宝宝两臂向胸前交叉。重复两个8拍。

　　注意：两臂平展时可帮助宝宝稍用力，两臂向胸前交叉动作应轻柔些。

　　• 伸屈肘关节运动。

　　预备姿势：宝宝平躺，成人用两手握住宝宝的腕部，让宝宝握住成人的大拇指，两臂放于身体两侧。

　　动作：第1拍带动宝宝左臂肘关节前屈，第2拍带动肘关节伸直还原；第3、4拍将右臂肘关节前屈并伸直还原。重复两个8拍。

　　注意：屈肘关节时动作轻柔，伸直时不要用力。

　　• 肩关节运动。

　　预备姿势：宝宝平躺，成人用两手握住宝宝的手腕，让宝宝握住成人的大拇指，两臂放于身体两侧。

　　动作：第1、2拍带动宝宝左臂弯曲贴近身体，以肩关节为中心，由内向外作回环动作，第 3、4 拍还原；接着换右手，动作相同。重复两个 8 拍。

注意：动作必须轻柔，切不可用力拉宝宝两臂勉强做动作，以免损伤关节及韧带。

- 伸展上肢运动。

预备姿势：宝宝平躺，成人用两手握住宝宝的腕部，让宝宝握住成人的大拇指，两臂放于身体两侧。

动作：第 1 拍带动宝宝两臂向外平展，掌心向上；第 2 拍宝宝两臂向胸前交叉；第 3 拍宝宝两臂上举过头，掌心向上；第 4 拍动作还原。重复共两个 8 拍。

注意：两臂上举时，两臂与肩同宽，动作轻柔。

- 下肢屈伸运动。

预备姿势：宝宝平躺，两腿伸直，成人用两手握宝宝的脚腕，但不要握得太紧。

动作：把宝宝的两腿同时屈至腹部，再还原。重复四个 8 拍。

注意：宝宝的腿屈至腹部时，成人要稍用力；伸直时不要太用力。

- 两腿轮流屈伸运动。

预备姿势：宝宝平躺，成人用两手分别握住宝宝的两个膝关节的下部。

动作：第 1 拍屈宝宝的左膝关节，使左膝靠近腹部，第 2 拍伸直左腿；第 3、4 拍屈伸右膝关节，左右轮流，模仿蹬车动作。重复两个 8 拍。

注意：屈膝时可稍用力，伸直时动作柔和。

- 下肢伸直上举运动。

预备姿势：宝宝平躺，下肢伸直平放，成人两手掌心向下，握住宝宝两膝关节。

动作：第 1、2 拍将宝宝的双下肢伸直上举成 90 度；第 3、4 拍还原。重复两个 8 拍。

注意：两下肢伸直上举时，宝宝的臀部不离床面或桌面，动作要轻缓。

• 踝关节运动。

预备姿势：宝宝平躺，两腿伸直。

动作：成人用一只手扶住宝宝的右腿，另一只手轻柔地带动宝宝的左腿，使小腿和大腿成 90 度角，再让宝宝屈膝至腰部，轻轻地将宝宝左腿向身体左侧转动，最后还原。然后换右脚重复同样的动作。可重复两个 8 拍。

如何给宝宝做主动操

可扫码观看视频

与被动操不同，婴儿主动操是一种在家长帮助下（适当扶持）的身体运动方法，适用于 6—12 个月的宝宝。每天坚持做婴儿主动操，可以使宝宝的动作更灵敏，肌肉更发达，提高宝宝对自然环境的适应能力。做操时伴有音乐，可促进宝宝左右脑平衡发展，从而促进宝宝的智力发育。

6—12 个月宝宝的主动操

怎么给宝宝做被动操呢？跟着我们一起来吧。

• 准备活动。

先让宝宝自然放松仰卧，成人握住宝宝的两手手腕。

第一个 4 拍：成人从宝宝手腕向上按摩 4 下至肩部。

第二个 4 拍：成人从宝宝足踝按摩 4 下至大腿。

第三个 4 拍：成人自宝宝胸部按摩至腹部（成人的手呈环形，由里向外，由上向下）。

第四个 4 拍同第三个 4 拍。

• 起坐运动。

成人将宝宝双臂拉向胸前，双手距离与肩同宽。

成人轻轻拉引宝宝使其背部离开床面，拉时不要过猛。

让宝宝自己用力坐起来。

• 起立运动。

让宝宝俯卧，成人双手握住其肘部，帮助其跪坐。

让宝宝先跪坐着，再扶宝宝站起。

还可以让宝宝由跪坐至俯卧。

• 提腿运动。

宝宝俯卧，成人双手握住其双腿。

成人将宝宝的两腿向上抬起成推车状。

随月龄增大，可让宝宝双手支撑起头部。

• 弯腰运动。

宝宝背朝成人直立坐好。成人左手扶住宝宝两膝，右手扶住宝宝腹部。

在宝宝的前方放一个玩具，让宝宝弯腰前倾。

鼓励宝宝捡起玩具。

宝宝恢复原样成直立坐好状态。重复 2 次。

• 托腰运动。

宝宝仰卧，成人右手托住宝宝腰部，左手按住宝宝踝部。

托起宝宝腰部，使其腹部挺起成桥形。

- 游泳运动。

让宝宝俯卧，成人双手托住宝宝胸腹部。

让宝宝悬空向前向后摆动，活动四肢，做游泳动作。

- 跳跃运动。

宝宝与成人面对面，成人用双手扶住宝宝腋下。

把宝宝托起离开床面，帮助宝宝体验轻轻跳跃的感觉。

- 扶走运动。

宝宝站立，成人站在宝宝背后，扶住宝宝腋下、前臂或手腕。

扶宝宝学走。

爱心提示：

爸爸妈妈的动作要轻柔、有节律，避免过度的牵拉和负重动作，以免损伤宝宝的骨骼、肌肉和韧带。不要在宝宝疲劳、饥饿或刚吃完奶时做操。运动量要逐渐增加，每个操作动作由2—4次慢慢增加到4—8次，等宝宝习惯强度以后再增加次数。

如何给宝宝做竹竿操

1岁多的宝宝刚开始学走路，但还走不稳，不能独立做操，可借助竹竿支持，由父母协助做操，这样既灵活又有趣，也比较安全。

竹竿操能够有效地锻炼宝宝的抓握和平衡能力，并训练他们学习走路。当然，一旦宝宝能够稳稳当当地走路，就不必再借助竹竿了。

1 岁宝宝的竹竿操

怎么给宝宝做竹竿操呢？我们要先做一些准备工作，准备两根竹竿（长 2 米左右，直径 2—3 厘米，可用色彩鲜艳的塑料带或彩纸条缠在竹竿上加以装饰，也可在竹竿上涂各色油漆），两把小椅子。

父母分别坐在竹竿两端的小椅子上，两手各持两根竹竿的一端；宝宝站在两根竹竿间，与竹竿保持一定的距离，两腿分开与肩同宽，双手分别握住竹竿，手心朝下。爸爸妈妈可以通过竹竿的移动，来带动宝宝的手臂和腿部的运动。

• 双臂摆动。

第 1 拍让宝宝的左臂向前，右臂向后；第 2 拍动作相反。做操时宝宝两腿原地不动，左右臂随竹竿向前向后轮流摆动，重复两个 8 拍。

• 上肢运动。

第 1 拍让宝宝的两臂侧平举；第 2 拍两臂上举；第 3 拍两臂侧平举；第 4 拍还原。重复两个 8 拍。

• 下蹲运动。

第 1 拍让宝宝两手握竿侧平举；第 2 拍轻轻下降竹竿，让宝宝扶着竹竿做全蹲动作；第 3、4 拍让宝宝站起还原。重复两个 8 拍。

• 前走后退。

第 1—3 拍让宝宝向前走 3 步；第 4 拍两腿并拢。第 5—7 拍让宝宝后退 3 步（后退时要慢一些）；第 8 拍两腿并拢。重复两个 8 拍。

• 划船运动。

预备动作：两根竹竿并拢，宝宝站在一侧，双手握竹竿，身体微前倾。第 1、2 拍让宝宝身体向前；第 3、4 拍让宝宝身体向后，做划船动作。重复两个 8 拍。

- 跳跃运动。

第 1、2 拍宝宝两手握竿，两脚离地跳跃 2 次，父母把竹竿抬起放下；第 3、4 拍原地休息不跳。重复两个 8 拍。

爱心提示：

爸爸妈妈的动作要轻柔，使宝宝顺势做一些动作，切忌提拎或强扭宝宝。开始时可选做动作相对简单的操节，待宝宝熟悉后再逐渐增加其他操节。应选择平坦但不坚硬且能充分活动的场地做操。

如何在婴儿与养护者之间建立起信任感

养护者与宝宝的亲密接触，养护者对宝宝无微不至的精心照顾，能让宝宝确认自己是被爱的，进而对养护者产生爱、信任感和依恋关系，只有在这个基础上，宝宝才能建立对周围世界的安全感，并勇于探索外界环境。

养护者与宝宝之间的关系，影响着宝宝今后如何看待整个世界。所以，宝宝和养护者之间建立信任感非常重要。

- 如果是父母亲自照顾宝宝，那就最好了。万不得已，需要请其他人帮忙照顾宝宝，那么尽量不要频繁更换照看者。

- 通过抚摸、搂抱、亲吻等方式满足宝宝被爱的需要，充满爱意的抚触和亲切的语言都能让宝宝感受到养护者的爱。

- 识别宝宝哭、笑等各种表情传达的信号，做出积极反馈，及时满足宝宝合理的各种生理或心理需求。

- 养护者对宝宝的爱应该是持续的、发自内心的，对宝宝的态度不能凭自己心情起伏。

- 所有家庭成员对宝宝的教养态度要一致，家庭环境应宽松、和谐、稳定。

如何对待宝宝的自我安慰

有些宝宝常常会吮吸自己的手指或者不停地抚弄毯子，这是他们自我安慰的一种方式。这些动作能让宝宝缓解焦虑、孤独等负面情绪，获得愉悦感和安全感，这是自我调控情绪的途径。宝宝通过自我安慰来自娱自乐，自我排解不良情绪，减少发脾气、哭泣等行为，证明了他们自我调控能力的发展。

如果宝宝的自我安慰是无害的，不必强行制止，否则会给宝宝带来焦虑，更强化此类行为（如吃手、摇摆身体等）。

爱心提示：

爸爸妈妈可以经常陪宝宝玩耍，分散宝宝的注意力。

时常给宝宝洗手，保持手的清洁。

对于玩偶、毛毯等依恋物，可以在晚上把它悄悄拿走，定期洗净晒干，尽可能不要让依恋物的气味和颜色有大的改变。

宝宝见到陌生人就紧张害怕怎么办

一般宝宝6个月开始能分辨父母、家人和陌生人，这个时期及今后相当长的一段时间内，当遇到陌生人时，宝宝会紧张、害怕，甚至哭泣。

怎样缓解宝宝对陌生人的紧张害怕情绪呢？

• 父母可以经常带宝宝到朋友家拜访，或是参加一些社区活动，尽量创造机会让宝宝和陌生人交往。

• 在宝宝接触陌生人之前，可以告诉宝宝将要见谁，帮助他做好心理准备。

• 父母还可以预先和宝宝进行模拟演练，通过一些对话和游戏增加宝宝与人交往的经验，减少恐惧感。

• 当宝宝见到陌生人紧张害怕时，父母要陪伴在旁，不要勉强宝宝做一些他不愿意做的事。

• 如果宝宝表现得不错，可以给予亲吻和拥抱，强化他的良好行为，让他对自己更有信心。

宝宝喜欢黏人怎么办

1—2 岁的宝宝处于依恋发展的重要时期，一般都会"黏父母"。如果宝宝的黏人状况不是太严重，就不必太担心；如果宝宝特别黏妈妈，妈妈可以适当创造短期分离的机会，试着让宝宝多接近其他家人，提供机会让孩子熟悉不同的环境和人，循序渐进地引导他适应分离。

父母应该用平静和乐观的态度来应对与宝宝的暂时
分离，不要把自己的焦虑传递给宝宝，而要让他感受到
父母是非常爱他的。

爱心提示：

父母千万不要试着强行离开，更不能因为宝宝黏人而惩罚他。宝宝爱黏人是正常的，父母一定要用柔和、坚定、乐观的举措来帮助宝宝顺利地度过这个阶段。

如何陪 1—2 岁的宝宝玩

父母和宝宝一起玩，不仅仅是站在边上看着宝宝玩，还要观察宝宝喜欢玩什么，问问他做了什么。关注宝宝的兴趣、意图，有助于父母更好地了解孩子。同时，不要强迫孩子做他不感兴趣的事。

父母要意识到自己是宝宝的玩伴，而不是老师。可以引导宝宝探索新的游戏方法，而非用命令的口吻说"我教你怎么玩"或者"你应该这样"，应该让宝宝有自己思考的空间。

游戏中宝宝遇到问题和困难时，可以试着让宝宝自己解决这些"难题"；或者帮他解决一部分，最后成功的一步留给宝宝自己来。

有了父母的正确陪伴，宝宝才会玩得更开心，得到更好的发展。

如何为 1—2 岁的宝宝选择玩具

• 多数宝宝 1 岁时开始行走了，但还走不稳。可以为宝宝选择一些能发出声音的拖拉玩具或小推车，以增加他行走的乐趣，帮助他更好地练习走的技能。

- 球类玩具也是非常好的选择，通过滚球、扔球等动作，可以训练宝宝手眼协调的能力和粗大动作的协调性。

- 积木、套环、套筒、拼板、画板等，则可以锻炼宝宝的手眼协调能力和精细动作的协调性。

- 和宝宝一起看图画书、给他讲故事，不仅能激发宝宝的阅读兴趣，还能提高宝宝的认知能力和语言能力。

- 准备一些毛绒玩具，带着宝宝假装给玩具喂食、打针、哄睡等，可以发展宝宝的想象力和社会交往能力。

爱心提示：

千万别给宝宝买气球，一方面是因为气球爆炸时容易让宝宝受伤，另一方面是要防止宝宝把气球碎片放入嘴巴。

如何陪 2—3 岁的宝宝玩

在游戏的世界中，宝宝才是主角，但爸爸妈妈全身心地投入与陪伴，也是游戏中很重要的一部分。有了父母的陪伴，宝宝会玩得更带劲。

- 多听、多问宝宝的意图。

游戏是宝宝的天性。进入宝宝的游戏世界，父母要多听，多问，不要急于下判断，好为人师。宝宝的想象力常常是我们望尘莫及的，父母急着表达自己的想法，反而限制了宝宝的想象空间。多问问宝宝在做什么，想做什么，关注他的兴趣点和意图，引导他实现他的意图，这才是有价值的游戏。

- 试着让宝宝自己解决问题。

解决问题，是所有学习的最终目的。游戏是日常生活的缩影，宝宝也会遇到问题和困难，这恰恰是宝宝学习自己解决问题的最安全的方法。比如：当宝宝搬不动整箱的积木时，可以问问宝宝"怎么办呢"，让宝宝多多尝试各种方法。如果实在没有其他办法了，父母再给予一些提示。最终目的是要让宝宝自己打开箱子，分几次搬运积木，并享受这个过程。这样，宝宝才能感受到解决问题的快乐与自豪。

- 表达对游戏的兴趣。

如果宝宝对游戏没有兴趣，游戏当然不好玩；如果玩伴表现出游戏很无聊，那游戏就更不好玩了。宝宝是很敏感的，非常容易受到他人的暗示和影响。所以，爸爸妈妈在陪宝宝游戏时，要和宝宝一样真诚投入，非常专心，短时间内完全投入的亲子陪伴质量，比长时间的敷衍要有效得多。

如何为 2—3 岁的宝宝选择玩具

2—3 岁的宝宝有了一些生活经验，也喜欢模仿，象征性游戏是他们非常感兴趣的内容。与"过家家"游戏相关的玩具，如娃娃、床、枕头、被子、餐盘、勺子、听诊器、药瓶、针筒等，成为他们每天都会使用的玩具。他们还会把积木当作电话，把纸片等放在餐盘里当作菜肴。他们在生活经验中加入自己的想象和创造，在游戏中发展和练习新的技能。

这个年龄段的宝宝会走会跑会跳，活动范围扩大，可以为他们选择一些适合拿到户外玩的玩具，如小水桶、铲子等可以用来玩水玩沙，扭扭车、三轮自行车等可以在户外骑行，皮球等可以在户外踢球。

此外，图书、各种积木、拼图、油画棒、木制螺丝钉和锤子、玩具小汽车等都是适合这个年龄段宝宝的玩具。

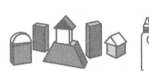

爱心提示：

宝宝的玩具太多，一方面刺激太多，容易让宝宝无所适从，玩什么玩具都不专心；另一方面，容易养成宝宝不爱惜物品，喜新厌旧的"毛病"。

家中若玩具比较多，要妥善管理，每次给宝宝1—3件玩具，引导宝宝积极开动脑筋，变着法儿地玩，这有助于培养宝宝的专注力和探究事物的兴趣。家里的玩具可以一批一批轮换着让宝宝玩。

宝宝玩好玩具，还要引导他自己收拾，这能培养宝宝自己动手收拾玩具的习惯。爸爸妈妈可以准备一个箱子，或者一个抽屉，专门给宝宝放玩具。把玩具摆放得整齐有序，可以让宝宝体验劳动的愉快。

2—3 岁宝宝是否可以开始学习第二语言

15 岁以前是个体学习语言的最佳时期，其中，4—12 岁是宝宝学习第二语言甚至第三语言的黄金期。但有些爸爸妈妈急于让宝宝学习第二语言，在宝宝两三岁的时候，就给他们报一些培训班，实际上课后却又觉得收效甚微。

这种情况是正常的，并非宝宝上课不认真，而是这个年龄段孩子的注意力很难长时间集中，注意力能够持续 10 分钟的宝宝少之又少。

我们建议家长在家多给宝宝创设学习第二语言的环境，适当接触一些英文动画片，学唱英文儿歌等。待宝宝注意力能持续一定时间后，再来学习第二语言，效果会更好！

如何对待宝宝的第一 "反抗期"

2—3 岁是大部分人的人生第一 "反抗期"。这个年龄段的宝宝反抗行为日益明显，常常表现为与成人对着干：你说这种东西不能碰，他却偏要去碰碰、摸摸；你说蔬菜有营养，要多吃，他越是不吃……经常是你说你的，他做他的，甚至还与爸爸妈妈顶嘴。

不少爸爸妈妈对宝宝的反抗行为是这样应对的：以硬性手段（严厉斥责，甚至打骂等），强迫宝宝服从父母的意志，并处处限制他们的活动；或者百依百顺，宝宝要怎么办就怎么办。这两种应对方法都会给宝宝未来的发展带来不良影响。前者可能导致宝宝长大后唯唯诺诺，胆小怕事，从不敢表达与别人相反的意见；后者可能会使宝宝长大后总喜欢与别人作对，经常惹是生非，甚至出现反社会的行为。

其实，宝宝的反抗行为具有积极与消极的双重意义。积极意义在于，反抗行为是宝宝独立自主的表现，反映了他的自我意识和好胜心，表现出勇敢、求异、独立等积极的自我成长需要。消极意义在于，孩子的一些反抗行为容易造成安全事故。如果成人一味打压孩子的行为，容易造成孩子畏缩、懦怯、压抑。

反抗行为是宝宝走向独立的起点，我们不仅仅要看到宝宝的反抗行为会带来麻烦，更要看到反抗是宝宝成长的一个里程碑。

应对宝宝反抗情绪的方法

● 冷却法。

当宝宝出现反抗情绪时，父母不要粗暴对待宝宝或限制其活动；不要"针尖对麦芒"，以任性对任性。可以冷处理，对宝宝的反抗、任性暂时不予理睬，不要对宝宝的哭闹心软，要耐心等待，直到他平静下来再和他讲道理。

● 温暖法。

父母要尊重、理解、关怀、鼓励和信任宝宝，经常与宝宝沟通，对宝宝的每个细小进步都要及时鼓励、表扬。这有助于促进亲子间的感情。

● 刺激法。

这个阶段可以利用宝宝的逆反心理采用"激将法"，如要让宝宝穿衣服，就说："你不会自己穿衣服吧？"要让宝宝说礼貌用语，就说"你不会说礼貌话，对不对？"宝宝一反驳，你就成功了。这么做还能增强宝宝的自信、自强、自立。

● 转移注意法。

当宝宝的意见与父母的意见相矛盾时，伺机用别的事件转移宝宝的注意力，以避免双方硬顶而出现伤感情的局面。

对宝宝的要求不能无原则地满足，拒绝宝宝的要求时，语言可以是温柔的，但是态度要坚决，而且所有家长的口径要统一。

如何对待宝宝的"自私"

两三岁的宝宝常常是"小气鬼"，想从他手里要点东西是很难的。这与此阶段孩子的心理发展有关，他们正处于自我意识萌发的阶段，特别有"我"的意识，"自私"通常与第一"反抗期"同一时间段出现。那么如何让这种"自私"随着时间而有所转变，不会陪伴孩子的一生呢？

● 懂得感恩。

要让宝宝感到自己生活在爱中。每个宝宝都会主动回报爱他们的人，或者是一个吻，一个抱抱，一个带着口水的小零食……许多人未必珍惜宝宝的这份情感，或者是淡漠，或者是拒绝，有时是出于好心，不忍心要宝宝的心爱之物。久而久之，这份可贵的情感就被磨灭了。

● 身传言教。

父母的行为对宝宝有着潜移默化的影响。在怎样的环境中成长起来的宝宝，就会有怎样的性格，所以家长不能表现得自私，要大度、大方。

● 学会分享。

让宝宝懂得分享的乐趣。家长可以把自己的食物分享给宝宝，然后教宝宝和其他人分享食物或者玩具等。

● 鼓励宝宝。

宝宝的一些行为是需要家长鼓励的。如果某一天宝宝突然愿意拿出自己的玩具与你分享，或者与其他小朋友分享的时候，家长就要用夸张的动作和语言来表扬他，让宝宝意识到这种行为是值得被鼓励的。

如何对待宝宝的提问

两三岁的宝宝喜欢说话，加上好奇心强，求知欲旺盛，所以很喜欢问问题。宝宝的好奇、好问是思维发展的必然结果，虽然他们的问题看起来非常简单、幼稚。家长如果用积极的态度对待他们，就是在鼓励他们提问，鼓励他们的好奇和好问。

对于"好的问题",有价值的问题,家长要表示赞许;对于幼稚的问题,家长也不能表现出可笑或者嘲笑的表情。家长要认真回答每个问题,自己一时回答不上的问题,也千万不能敷衍了事,可以如实告诉宝宝自己也不知道,等查到答案了再告诉他。有时候,宝宝会就同一个问题反复提问,显得很啰嗦,家长一定要耐心对待,不要嫌烦,否则容易挫伤宝宝的积极性。

如何促进宝宝的认知能力

对宝宝认知能力的培养需要从小开始。宝宝两三岁的时候,其感知能力的发展是非常重要的。

• 让宝宝多听、多看、多动手,以发展他的听觉、视觉和触觉。引导宝宝注意观察各种物品的颜色、形状,了解物品的材质,分辨物品的大小;多让宝宝自己摆弄各种玩具和物品,主动获得各种刺激,激发感知觉的发展。

• 多和宝宝说话和交往。这样既能促进宝宝的听觉发展,还能满足宝宝的情感需求。多让宝宝听音乐,可以培养宝宝的音乐感受力;玩各种声响玩具,可以发展宝宝的听觉方位感等。

• 结合日常生活和一些简单游戏,如通过找东西让宝宝记住某些玩具和物品的摆放位置,根据大小区分家人的衣物等,可以培养宝宝的思维能力、记忆能力、观察能力和认知能力。

如何培养宝宝的自理能力

自理能力的培养是生活中一点一滴积累的。自己端杯子喝水、拿勺子吃饭、穿脱衣服和鞋子、洗手洗脸刷牙、整理收拾玩具等，都是适合这个年龄段宝宝的活动。当宝宝能够独立完成某个任务时，他会获得强烈的自尊和自信。

培养宝宝的自理能力，我们需要注意的是：

● 利用看图片、讲故事、唱儿歌等具体形象的方法进行渗透教育，通过反复练习，让宝宝形成某种条件反射，以养成良好的习惯。

● 练习时要掌握好时机，学习穿脱衣物和鞋子可以放在午睡前后；自己端杯子喝水可以在户外活动前后；洗手洗脸从洗澡的时候开始学，不怕弄湿衣服……这样的练习结合日常生活，自然而不枯燥，宝宝还能享受自己动手的成就感。

● 正确对待宝宝的学习和尝试。初学时宝宝多半会失败，爸爸妈妈要有耐心，不埋怨、不指责、不嫌麻烦、不包办代替，虽然"宝宝自己来"肯定效率低下，但是为了长久之计，我们必须要让宝宝多多练习，这个过程是无法省略的。我们可以适当提供帮助，让任务降低一些难度，如提供"一脚蹬"的鞋而不是需要绑鞋带的鞋，有吸管的杯子而不是大口杯等。宝宝成功了，我们要及时给予表扬和鼓励，并提出进一步的要求。

● 如果宝宝不愿意尝试，对宝宝的抗拒心理我们要多用正面引导，向宝宝提出明确要求，但要避免强迫性的命令。

爱心提示：

宝宝肯定不喜欢枯燥的练习，家长可以多运用一些游戏来吸引宝宝。

宝宝要学吃饭，家长可以这么引导他："我们给菜和饭搬搬家，把它们搬到你的肚子里去。我们要搬得快，而且不能把饭和菜掉在地上。"

或者在大的塑料瓶上挖一个小孔，并在上方贴上两个"眼睛"。鼓励宝宝用小勺，把小纸团喂进这个"塑料瓶宝宝"的嘴里。等到宝宝能熟练用勺以后，还可以给宝宝一双小筷子，鼓励他用筷子夹东西喂给"塑料瓶宝宝"。

相信聪明的爸爸妈妈还能想出更多的好办法，引导宝宝多多练习各种生活技能。

如何应对宝宝发脾气

宝宝的自主性越来越强，但是他独立行动的意愿会因为种种原因受到家长的诸多限制，加之学习遇到各种失败和挫折，语言表达受局限，宝宝无法用语言来表达自己的不满，控制能力又比较弱，他们就会用发脾气来表达自己的负面情绪。

遇到宝宝发脾气，家长一定要冷静，不要随便打骂宝宝，只有弄清楚宝宝发脾气的原因，才能有针对性地加以处理。如果只是采用简单粗暴的方法阻止宝宝发脾气，而不解决宝宝的真正需求，常常会导致宝宝更强烈的反抗。

对于宝宝的正当要求，家长可以想办法帮助宝宝一起解决。对于宝宝的无理要求，爸爸妈妈可以进行冷处理，避免宝宝得到关注越多越"来劲"；或者及时转移话题，转移宝宝的注意力；或者采用"隔离"的应对方法，原则上宝宝几岁就"隔离"几分钟，让宝宝待在没有玩具、比较无聊的小房间或带栅栏的小床内，并告诉他不哭不闹才能出来，如果出来还继续哭闹就继续"隔离"……

爸爸妈妈拒绝宝宝的无理要求时，一定要意思明确，态度坚定，前后一致。家长不能凭自己的心情时冷时热，各个家庭成员的教育态度也要一致，否则容易造成宝宝是非不分，投机钻空子。

如何训练宝宝自己上厕所

当宝宝能保持尿布干燥 2—3 小时，能灵活地走路、蹲下、站立，能感觉到尿意、便意并能准确表达自己要尿尿或者便便时，家长就可以开始着手训练宝宝自己上厕所了。

给宝宝准备一个颜色鲜艳、造型卡通的坐便器，把它和玩具放一起，让宝宝在玩乐中熟悉坐便器，以免宝宝对它产生抵触心理。利用宝宝善于模仿的天性，带宝宝试着坐在坐便器上。

可以在宝宝明确表示要上厕所的时候，引导宝宝坐上坐便器，如果这次宝宝没能解出大小便，可以过些时候再试，如果宝宝不配合就不要勉强；也可凭经验抓准宝宝大小便的时间，提前几分钟让宝宝坐上坐便器并给予提醒，这能增加成功率。

整个训练要循序渐进，家长要和善耐心。注意不能让宝宝坐的时间太长，以免宝宝对坐便器反感；如果宝宝尿在身上或坐便器上，也不要训斥。宝宝解出大小便时，家长要及时表扬和鼓励他。

宝宝口吃怎么办

两岁多宝宝在学说话的关键期，出现语音的重复和句子的中断，这是儿童发育过程中的自然现象，一般称为"暂时性结巴"，是完全正常的。随着发育成熟，大多数宝宝的"暂时性结巴"能自然矫正。

要预防宝宝口吃，爸爸妈妈要消除周围环境中有可能导致宝宝口吃的因素。

• 如果周围人中有口吃患者，不能为了好玩，和宝宝一起模仿口吃，以免宝宝有样学样。

• 如果宝宝说话结巴，爸爸妈妈可以示范如何正确连续地说话，但不要训斥宝宝，否则宝宝越紧张，口吃越严重。我们可以用游戏或其他话题分散宝宝的注意力；或者通过唱歌的方式，把宝宝经常结巴的字词编成歌，用曲调唱出来，让宝宝跟着学；也可以由爸爸妈妈带着宝宝朗读或背诵歌谣。

宝宝尿床怎么办

要预防宝宝尿床，我们可以用一些具体的方法来帮助宝宝。

• 临睡前，一定要求宝宝去厕所小便。这可以帮助宝宝建立"睡觉前到厕所去小便"的条件反射。

• 把闹钟定在晚上 11 点。绝大多数尿床宝宝的尿床时间都是在入睡后的 3 个小时内，这个时间段让宝宝尿尿一次，一般宝宝就能安睡到天亮了。

• 宝宝从晚饭后，就要少喝水，少吃西瓜等含水分多的水果，目的在于减少宝宝的尿量。

• 在宝宝睡觉前，家长不要逗引宝宝，不要让宝宝看惊险的电影或电视，也不要给宝宝讲会使他"激动"的故事。因为睡前过于兴奋，宝宝就会睡得很深，容易尿床。

宝宝是多动症吗

有些家长、老师看到宝宝活泼好动，就会认为宝宝有多动症。这种观念是错误的。

事实上，被家长带到医院就诊的"疑似多动症"宝宝中，只有30%是多动症患者。

宝宝的注意力水平因年龄不同而有差异，3—6岁宝宝的注意力集中时间为5—15分钟不等，一年级小学生的注意力集中时间为15—20分钟，所以这些年龄段的宝宝一节课上有几次注意力不集中，甚至做小动作都是正常的。轻易给宝宝贴上多动症标签，害处很大。

不必要的诊疗会造成医疗资源的浪费，给宝宝和家长带来额外的心理负担，对宝宝的自我认知产生消极影响；此外，成人的评价如同一个标签，宝宝常常会为了"证实"成人的评价就朝着这个方向发展，心理学研究也证实了这种"标签效应"。因而，不要随便认定孩子有多动症，如果有疑问，应该尽早就医。

宝宝说谎怎么办

发现宝宝说谎，家长先不要训斥，而是应该弄清楚宝宝为什么要说谎。大多数情况下，宝宝是因为害怕受到惩罚而说谎，所以要在宝宝和爸爸妈妈之间建立信任感，这样才能知道宝宝说谎的原因，并加以正确处理。

父母与宝宝间的相互信任和理解是宝宝诚实的前提条件，我们平时要多关心宝宝的生活，对宝宝的要求要切合实际；一旦宝宝说了谎，要告诉他说谎的危害；不要用严厉的惩罚来威胁宝宝，这个办法往往会让宝宝说更多的谎；爸爸妈妈自己也要做出好榜样，尽量避免不必要的谎话和借口。

如果宝宝发现说真话并不难，也不会有什么可怕的后果，那么宝宝自然而然就不会胡乱说谎了。

从另一个角度看，宝宝会说谎证明了宝宝的日益成熟，因为编一个谎话需要考虑多方面的因素，让谎言尽可能"真"，十分考验宝宝的认知发展水平。

如何培养宝宝的口头表达能力

学龄前是培养宝宝口头语言的关键期。3 岁前的语言发展，尤为重要。在宝宝的成长过程中，不同的语言发展期，我们要给予不同的刺激。

当宝宝还是胎儿的时候，我们可以进行胎教，让宝宝听一些轻音乐，给宝宝讲故事，和宝宝对话……促进宝宝听觉的发展。

在婴儿时期，我们要成为宝宝的交流伙伴，多和宝宝"一唱一和"，让宝宝尽可能多地听到不同的语音语调，这有助于训练宝宝的听觉，为今后的发音和说话做准备。

在幼儿时期，带宝宝走出家门到动物园、公园，鼓励宝宝多参加孩子间的游戏，开阔宝宝的视野，为宝宝口头表达提供各种机会。宝宝刚开始学说话时，表达能力有限，常常会出现表达不完整、吐字不清等情况，家长不要打断宝宝的话语，不要急于纠正，或者代他表达诉求，更不能训斥，而应该鼓励宝宝慢慢说，以提高宝宝语言表达的积极性。

不要让电视或其他电子产品陪伴宝宝，这样容易培养一个沉默的宝宝。

宝宝自言自语正常吗

宝宝自言自语的现象，一般发生在学龄前，尤其是在三四岁的宝宝身上比较多见。这种语言没有社交作用，常常是宝宝思考问题、解决问题时思维的外在表现形式。所以，这种自言自语常常伴随着宝宝运动、游戏、思考或遇到困难，一旦活动终止，宝宝的自言自语现象随即消失，这是正常现象。一般随着宝宝年龄的增长，自言自语的现象会逐渐减少。

如果宝宝自言自语的现象持续发生，而且伴有语言交流发展落后，那就应该引起重视，及时带孩子就医。

如何应对宝宝的入园焦虑

刚刚进入幼儿园，有太多的第一次需要宝宝去独立面对，还要同时面临和爸爸妈妈长时间的分离，宝宝出现焦虑情绪完全是正常的。家长可以运用以下方法，帮助宝宝尽快度过这个时期。

• 平时扩大宝宝的接触面，鼓励宝宝多接触家庭以外的人员，那么宝宝对于陌生的场景和陌生的人就不会那么抗拒了。

• 培养宝宝的自理能力，如吃饭、睡觉、穿衣、洗手、自己大小便等。宝宝的入园焦虑，很大一部分原因是不知道自己在陌生环境中如何面对各种生活问题。如果他能自己独立解决很多问题，就会自信很多，也不会那么担心和焦虑了。

• 营造与同伴相处的环境，平时鼓励宝宝多与其他宝宝玩，也有助于宝宝尽快适应集体生活。

- 事先带宝宝去幼儿园，帮助他熟悉和了解幼儿园的环境。熟悉的环境能带给宝宝安全感。

- 一旦宝宝出现入园焦虑，千万不能用哄骗的方式或粗鲁的方式强行送入园，这会让宝宝对幼儿园产生恐惧感，更加抗拒去幼儿园。若条件许可，可以提早去接宝宝，或者在幼儿园陪一段时间，帮助宝宝逐渐适应幼儿园的生活。

宝宝有攻击行为怎么办

男孩发生攻击行为的概率相对较高，发生攻击行为的同时常常伴有不讲道理、殴打同学、抢夺玩具等其他问题。我们要对宝宝的攻击行为进行分析，再采取针对性的应对方法。通常来说，宝宝出现攻击行为的原因有：

- 家庭不和睦，或者教育方式比较简单粗暴，这样宝宝就比较容易模仿成人处理问题的方式——暴力。但是百依百顺的教育方式也容易养成宝宝蛮横的行为。对于这样的宝宝，我们的建议是：建立良好和睦的家庭关系，父母以身作则，用良好的品格和行为影响宝宝，在家里不能过于顺从迁就宝宝。

- 周围的人有不良的行为举止，经常观看的电视、电影中有过于暴力的镜头。孩子完全是出于好奇而模仿这种举止。我们的建议是：多和宝宝接触举止温和的人群，正确引导宝宝观看合适他们年龄段的电影、电视等，避免他们接触有不良行为的图书等。

- 有的宝宝天生体格比其他孩子强壮，就容易习惯用自己的体格来解决各种问题。对于这样的孩子，在他第一次出现攻击行为时，家长就应当及时制止，告诉他在同伴交往时可以运用很多种方式来解决问题，比如用语言，比如求助于成人等。

宝宝不肯与人打招呼怎么办

有些宝宝在遇到陌生人时，会非常害羞，不愿与人打招呼；在陌生的环境里常常会退缩，不愿意在大家面前玩玩具、唱歌等，而在家里行为举止完全正常。宝宝这样的表现属于"社交退缩"，在学龄前宝宝中比较常见。

对于这样的宝宝，家长不能采用强制方式逼迫其叫人，或强迫其回答别人的问题，这反而会给孩子留下不好的印象。要帮助宝宝克服害羞或退缩行为，家长的态度很重要。

● 不要指责宝宝太老实、没出息，不要当着外人的面说宝宝不大方、见不得人等。这种责备会加重宝宝的心理负担，打击宝宝的自尊心。爸爸妈妈应多运用表扬、鼓励，帮助宝宝建立自信心。

● 我们要创设开放式的家庭环境，扩大宝宝的生活空间，平时多带宝宝走出家门，可以使宝宝有机会接触各种各样的人，有机会学习一些社交礼仪和规矩，体会到交往的乐趣。

● 教宝宝一些发起交往的语言，如"哥哥，你好，我能和你一起玩吗""谢谢你""对不起，我不是故意的""再见"等。提高宝宝的语言运用能力，就是帮助他们架起通向他人的桥梁。

● 见陌生人或去陌生环境前，先跟宝宝说明要去见谁，去做什么事，具体会干什么，什么时候就可以回家等，让宝宝有心理准备。否则宝宝会在陌生环境中有不安全感，容易害怕受挫而产生自卑。

如何对宝宝进行性别教育

宝宝从两三岁开始有性别意识，知道自己是男孩还是女孩，喜欢与同性伙伴玩耍，大多数宝宝会自然而然地遵从性别的差异，但是爸爸妈妈仍然不能忽视性别教育。

家长要强化宝宝的性别意识，告诉他（她）的真实性别，并逐渐让女孩知道，她长大后会成为像妈妈一样的女性；告诉男孩，他长大会成为和爸爸一样的男性。

家长不要给男孩取女性化的名字，不要把男孩打扮成女孩子；反之，女孩的性别教育要符合女孩的特点。在公共场所如厕、游泳、洗澡时，要带宝宝到相应的区域，不要因为宝宝小就忽视这一点。

宝宝对性器官好奇怎么办

2—4 岁的男宝宝常常喜欢玩弄自己的外生殖器，家长不用过于惊慌，因为此时的宝宝处于性意识萌芽阶段，会探索自己的身体以满足好奇心或获得某些快感，并无明确的目的性。家长可以做的是：

• 首先要检查宝宝的外生殖器是否有异常。外阴局部炎症刺激，例如湿疹、包皮炎、蛲虫等会引起发痒，如果出现这类情况，爸爸妈妈要及时带宝宝就医。

• 几个月大的婴儿，如果触碰到他（她）的外生殖器，无论是男孩还是女孩，都会产生某种快感，这是由于该部位特殊的神经组织引起的。爸爸妈妈要尽量避免这类刺激。给宝宝穿宽松的棉质衣裤，减少局部刺激，注意局部卫生。宝宝的内裤不可过紧，避免过多的摩擦。当宝宝骑坐在父母的腿上时，爸爸妈妈不要不停地抖动自己的腿，以免引起宝宝的快感。家长也不要随意拨弄宝宝的外生殖器。

* 看到宝宝出现类似动作时，爸爸妈妈不要做出强烈的反应，不要用指责、惩罚的方式阻止宝宝的行为，这样反而会强化宝宝对该动作的注意，会使宝宝更好奇，不利于此行为的纠正。冷处理，及时转移宝宝的注意力是更合适的做法。

* 多陪宝宝做游戏，讲故事，去户外运动，宝宝不无聊了，自然就不会过多关注自己的身体了。

如何避免宝宝出现性早熟现象

现在的宝宝，营养都比较好，有些宝宝会出现过早发育的情况。过早发育，会引发身高、性激素发育异常等一系列问题。

要避免宝宝性早熟，家长需要在平时的生活中注意以下几点。

* 健康饮食，忌盲目进补。出现性早熟，很大一部分原因是饮食不合理，爸爸妈妈在宝宝的餐桌上应尽量减少油炸类食物，特别是炸鸡、炸薯条的摄入；避免让宝宝食用含有类激素的食物，如各种补品、动物内脏、反季节蔬菜水果等。根据宝宝的生理需要适当补充营养，不要盲目地让宝宝服用人参、蜂王浆、西洋参、甘草、冬虫夏草等，这些都可能引起儿童性早熟。

* 多运动，避免肥胖。注意饮食的同时，不要忘记增加宝宝的运动量，增加宝宝户外运动的时间，避免宝宝营养过剩而肥胖，肥胖也是造成儿童性

早熟的因素之一。

- 远离各种类激素污染。爸爸妈妈要妥善保管家中的药物，如避孕药等，避免宝宝拿到误服。避免给宝宝使用含有性激素的护肤品。妈妈在怀孕期和哺乳期也不应使用含有性激素的补品及护肤品。

- 减少心理刺激。在穿着方面，不要把宝宝打扮得太成人化；对宝宝看电影、电视要控制，要选择对宝宝有教育意义的影视作品，避免给宝宝接触一些超越其心理年龄的画面，尽量避免爱情片等。不带宝宝进出酒吧、迪厅等不适合宝宝的娱乐场所。

- 留意宝宝的生长发育状况。家长要关心宝宝的生长发育情况，给宝宝洗澡时，要多留意宝宝是否有性发育的迹象。如有发现，应及时带宝宝去医院就诊，尽早进行干预。

宝宝"两面派"怎么办

有的宝宝在托幼机构或者公共场合是个乖宝宝，而在家里却是个"小霸王"，在不同的地点，宝宝的表现判若两人。这个年龄段的宝宝已经有荣誉感了，希望自己能被其他人认可，所以在托幼机构或公共场合会表现得更好。

宝宝"两面派"，除了与宝宝的年龄特征有关，与家庭教育也有很大的关系。在家庭中，所有家庭成员对宝宝的教育要意见一致。

- 家长对宝宝应该是爱，而不是溺爱。对宝宝无原则的迁就容易造成宝宝任性，日积月累，宝宝面对家人时就会养成以自我为中心的不良习气。

- 给予宝宝适当的帮助，而不是包办代替。宝宝将来总是要独立面对生活的，宝宝努力一下就能做到的事，家长可以给予帮助，但不能包办代替，否则在家中容易养成宝宝事事依赖家长的心理。

• 如果宝宝在托幼机构里的表现比在家中好，家长还要考虑家庭中的生活作息和生活习惯向托幼机构靠拢，以帮助宝宝保持各种良好的行为习惯。

宝宝不愿与同伴分享怎么办

宝宝不愿和其他孩子分享玩具或者食物，这是宝宝社会化发展中都会有的一个过程。大部分宝宝在 2 岁左右开始萌发自我意识，开始会说"我""我的""我要""我不要""我不给"。在三四岁之前，大部分宝宝会对伤心的同伴表现出某种同情，比如长时间地看着对方，拍一拍对方，但他们并不能做出真正的自我牺牲反应——分享，爸爸妈妈需要给予宝宝正确的引导。

• 不要强迫宝宝分享。强迫宝宝把玩具或者食物"贡献"给其他小朋友，这会让宝宝产生逆反心理，讨厌那个小朋友，还会把玩具和食物再抢过来。

• 强化宝宝的分享行为。建议引导宝宝和其他孩子分享积木、套娃等数量较多的玩具，因为这些玩具数量较多，比起独一无二的玩具，孩子同意分享的概率会大一些。食物也是如此，准备多份一模一样的食物，再请宝宝分享，会容易得多。一旦宝宝出现分享行为，要及时表扬，让他知道这是一种被肯定的行为，分享是值得鼓励的。

• 创造机会让宝宝学会分享。经常带宝宝和别的小朋友一起玩；假日里带宝宝到亲友家去串门；请有孩子的同事、朋友带孩子到家里来做客，让宝宝把自己的玩具、图书拿出来与小伙伴分享。开始会有一定困难，但次数多了，宝宝不仅会愿意拿出玩具和大家玩，而且会很高兴。

● 接受宝宝和你的分享行为。如果宝宝把食物、玩具等他认为的"好东西"递给你时，千万不要拒绝，因为你享受到了宝宝的最高待遇。这些行为，本质就是分享。如果你经常拒绝，那么就会让宝宝错误地认为"好东西就是属于我一个人的"。

● 给宝宝树立分享的榜样。模仿是宝宝的天性，爸爸妈妈是宝宝的重要模仿对象。日常生活中，爸爸妈妈对待生活、对待他人的态度会对宝宝产生潜移默化的影响。吃饭时，请爷爷奶奶、外公外婆先动筷，或者请宝宝给爷爷奶奶、外公外婆夹菜；有客人来家时，妈妈可以把最好吃的食品和客人分享，热情地招待客人……榜样的作用往往比说教更深远。

爱心提示：

分享可以先从宝宝亲近的人开始。对于自己喜欢的人，宝宝一般不太会吝啬。先引导宝宝和家人分享，再引导宝宝和其他亲朋好友分享，最后和其他小伙伴分享。分享可以从轮流开始。由于宝宝的认知水平有限，分享玩具时，他可能无法意识到玩具是会被还回来的，在他的认知中，玩具是被送走了。所以，宝宝会不愿意分享。如果在成人的介入下，从轮流开始，让宝宝理解"玩具可以你玩一会儿，我玩一会儿"，那么宝宝同意分享的意愿就会大大增加。

宝宝啃咬手指甲怎么办

宝宝啃咬手指甲多是由于紧张、郁闷、沮丧或胆怯，且多出现在父母或老师过于严厉或态度粗暴的情况下，宝宝这时的感觉是缺乏关爱，没有安全感。

宝宝调节情绪的能力有限，当其内心紧张焦虑的负面情绪无法缓解时，就可能"忍不住"啃咬手指甲了。爸爸妈妈遇到这种情况不用过分担心，可以试试以下几招。

• 积极寻找造成宝宝情绪紧张的原因，及时缓解宝宝的不良情绪，使宝宝获得安全感。消除了负面情绪后，宝宝啃咬手指甲的行为自然而然会消失。

• 对宝宝的教育以说服鼓励为主，避免责怪和打骂。对于宝宝啃咬指甲，爸爸妈妈不要责骂、发脾气甚至进行惩罚，这只会加重宝宝的心理压力，效果适得其反。如果一见到宝宝啃咬指甲，就马上提醒，甚至强制他不要去咬，恰恰迎合了宝宝寻求他人关注的心理，反而不自觉地强化了这种行为。

• 当宝宝出现咬指甲的行为时，用玩具或游戏分散其注意力。宝宝被游戏和玩具吸引，就不再"执着"于啃指甲了。

• 当以上方法都无法解决问题时，要考虑宝宝是否缺乏微量元素。咬指甲、乱咬东西、磨牙很有可能是宝宝缺锌，有些可能还合并缺铁、缺铜、缺钙。应该及时带宝宝就医，并做一些针对性的治疗。

如何培养宝宝与家人的深厚感情

宝宝与家人之间的深厚感情，不仅有父母爱宝宝的情感，还应该有宝宝爱父母的情感。那么怎样才能培养宝宝对父母的爱呢？

• 常常拥抱宝宝。轻轻一个拥抱，传达的是关心和爱护，是无声的"我爱你"。研究发现，温柔的抚触拥抱可以让早产儿变得较健康、较活泼，情绪也较稳定。据此，我们可以推断，温柔的抚触拥抱对所有的宝宝都有益处，能让宝宝感受到爸爸妈妈对他的关注、爱护和宠爱。对爸爸妈妈来说，拥抱也能让人减轻压力，抚平不安的情绪。

- 用心聆听宝宝的话语。没有什么比爸爸妈妈用心聆听自己的心声和需求，更能让宝宝感受到被关心。想要当个更好的倾听者吗？不要只用耳朵听，当宝宝对你说话时，还要尽量停下你手边正在做的事情，专心听他讲话。要耐心，不要中途打断、急着帮他表达，或是要他快快把话说完，即使他所说的内容你已经听过许多遍了。上学途中、洗澡的时候或哄宝宝上床睡觉时，是最佳的倾听时刻。

- 笑口常开。常和宝宝说说笑话，一起编一些有趣的歌，和宝宝一起开怀大笑，对你和宝宝都有益处。光是大笑，就是很好的运动。

- 给宝宝表演的舞台。每个宝宝都有自己独特的天赋，何不给他们机会表现一下？如果他喜欢说故事，鼓励他多说故事给你听。如果他对数字很擅长，带着他去逛街，让他帮你挑选价格便宜的东西。当你能欣赏宝宝的才能，并表现出你的热情时，宝宝自然会更有自信，他能感受到爸爸妈妈对他的信任和肯定。

- 创设温馨的家庭环境。爸爸妈妈要互敬互爱，和睦相处。生活在一个和谐、充满爱的家庭中，宝宝会觉得很幸福，很安全，对父母的感情也会更深厚。

宝宝在入托前需要做什么准备

宝宝入园前两三个月，爸爸妈妈就可以在家中协助宝宝做一些准备，这样可以让宝宝更好地适应幼儿园的集体生活。

- 作息时间要与幼儿园的作息同步。宝宝在家里和在幼儿园的作息保持一致，他就能很快适应幼儿园的生活。爸爸妈妈可以做个有心人，了解幼儿园里吃饭、睡觉、游戏等的时间，把家中的作息逐步调整为与幼儿园同步。如果想让这个过程更为顺利，可以提前几个月来着手准备。

• 训练宝宝自己用勺吃饭。幼儿园老师会喂宝宝吃饭，但一个班级有20个宝宝，老师照顾起来总有先后；如果宝宝能自己吃饭，那么爸爸妈妈会放心很多。在家里训练时，不要用易碎的瓷质勺，可以用不锈钢的小勺子。刚开始宝宝的动作可能不熟练，会把饭菜吃得到处都是，家长要多鼓励宝宝。以后还要增加宝宝自己剥鸡蛋、自己剥虾等任务。

• 宝宝要学会用杯子喝水。在幼儿园里，所有的宝宝都用水杯喝水，因此在上幼儿园之前，如果宝宝只会用奶瓶喝水，爸爸妈妈务必要帮助宝宝学会使用水杯喝水。爸爸妈妈可以给宝宝选择一些有漂亮图案的水杯，不是吸管杯，也不是鸭嘴杯，就是普通的水杯哦。水杯要轻便、耐摔，最重要的是要适合宝宝来抓握。训练时，一开始只放一茶匙的水，让宝宝学着控制杯子的倾斜度，随着宝宝使用水杯越来越熟练，再逐渐增加杯中的水量。这么做，可以避免宝宝呛到。

• 脱下纸尿裤，宝宝学会用小便盆或小马桶。在幼儿园里，老师们会定时安排宝宝们如厕，大多会使用便盆或者马桶。宝宝2岁以后，爸爸妈妈就可以开始着手准备训练宝宝使用便盆大小便了。

如何培养宝宝的专注力

大部分宝宝会出现注意力不集中的情况，这和宝宝的神经系统还没有发展完善有关。爸爸妈妈不用焦虑，因为随着宝宝年龄的增长，他们集中注意力的时间会越来越长；而且，宝宝的专注力可以通过后天的训练来提高。

- 听故事，答问题。宝宝喜欢听父母讲故事，如果带着问题去听故事，听完后尝试回答问题，或者试着复述故事内容，这会让宝宝倾听时更为专注。爸爸妈妈在讲故事的时候应该注意：故事情节不要过于复杂，篇幅不要太长；可以选择宝宝特别感兴趣的主题故事；爸爸妈妈讲故事时要有感情，声音要抑扬顿挫，最好再适当地配合一些表情和动作。

- 鼓励宝宝大声朗读或者背诵儿歌、故事、歌词等。在大声朗读的过程中，宝宝的眼、口、耳、脑等多种器官同时活动，紧密协作，是一个复合的感知过程。不认字的宝宝可以大声背诵爸爸妈妈讲过的儿歌、故事、古诗等，认字的宝宝可以大声朗读短小的歌词或者故事，提高注意的稳定性和分配能力。尤其是大声朗读，可以使宝宝的大脑神经细胞处于高强度的活动状态，明显提高大脑的活跃度和工作效率。爸爸妈妈可以每天安排 5—10 分钟，让宝宝为家人朗读一些故事。故事中的生字、生词不能多，不然宝宝容易丧失兴趣；引导宝宝朗读时吐字清晰，合理断句，语速不要过快，也不要拖沓。

- 注意劳逸结合，学习游戏两不误。身体不适是宝宝无法专注的重要原因之一。睡眠不足、过度劳累会让宝宝的专注力下降，注意力涣散。所以，适当休息、消除大脑疲劳，是宝宝专注力发展中无法避开的话题。只有好好休息，在下一阶段，宝宝才能更好地集中注意力。

- 排解情绪困扰。情绪困扰也是导致宝宝注意力不集中的重要原因。许多宝宝的情绪困扰来自家长的压力与责备，担心表现不好会被家长训斥，背负着沉重的心理负担，宝宝们自然就无法专心。因此，爸爸妈妈要用"赏识"的眼光看待宝宝的优点与进步，而不要总用挑剔的眼光找宝宝的毛病和不足。总体而言，要把握表扬和批评之间的"度"。

第三部分
中西医结合的
宝宝家庭护理

中医儿科

宝宝从出生到成人，始终处于不断生长发育的过程中，年龄越小，生长发育的速度就越快。孩子并非成人的缩影，无论是形体、生理，还是病因、病理，孩子的情况都与成人有显著的不同。要想科学、健康地养育宝宝，爸爸妈妈首先要大概了解孩子的生理、病理特点，才能够心中有数，有的放矢。

孩子在生理方面主要表现为脏腑娇嫩，形气未充；生机蓬勃，发育迅速。也就是说，孩子处于生长发育时期，机体脏腑的形态尚未成熟，各种生理功能尚未健全，其中最为突出的是肺、脾、肾三脏不足。

这与宝宝出生后肺、脾、肾三脏的结构及功能未曾发育完善有关，也与宝宝需要维持正常的生理活动，而且处于生长发育阶段，这方面需求旺盛有关。这是相对薄弱的生理功能与相对较多的生长发育需求之间的矛盾，所以孩子比成人更容易积食、拉肚子和感冒。

与成人的病理不同，孩子的病理表现为发病容易，转变迅速；脏气清灵，易趋康复。孩子的脏腑结构和功能均未健全，因而对病邪侵袭、药物攻伐的抵抗和耐受能力都较低，表现为发病容易，变化迅速，但孩子大多没有慢性疾病，治疗起来相对容易，机体康复比成人更为迅速。

这就提醒家长：要细致观察自己的宝宝，有病及时就医，病愈则及时停药，平时不可给宝宝滥用药物。

宝宝的生理特点

● 脏腑娇嫩，形气未充。脏腑指人体的五脏六腑，形气是指人体的形体结构、精血津液和气化功能。"脏腑娇嫩，形气未充"，是说宝宝的五脏六腑均娇嫩脆弱，形体结构、精血津液和气化功能都还没有发育完善。具体表现为气血未充，经脉未盛，筋骨未坚，内脏精气不足，卫外机能未固，阴阳两气均属不足。

宝宝"肺常不足"，易为外邪所侵；"脾常不足"，饮食稍有不节，便易损伤脾胃；"肾常虚"，骨髓、脑髓、发、耳、齿等的生长发育、机体的抗病能力，均与肾有关。同时，肺、脾、肾的发育和功能还互相影响，"肺之气赖脾散发之精微充养，脾健肺卫则能自固，反之脾虚则肺气亦弱""肾为先天之本，肾中元阴元阳为生命之根""各脏之阴取之于肾阴之滋润，各脏之阳依赖于肾阳之温养"。

古代医家根据孩子机体的特殊表现，提出了"稚阴稚阳"的观点，认为孩子的机体是"稚阳未充，稚阴未长"。

• 生机蓬勃，发育迅速。孩子的身体就像正在破土而出的幼芽，在科学养育下，能迅速生长。宝宝年龄越小，其生长发育的速度也就越快。古代医家观察到这种现象后，提出了小儿为"纯阳之体"的观点。我国现存最早的儿科著作《颅囟经》中，首先提出了"三岁以内，呼为纯阳"的说法，生机属阳，阳生则阴长。

总而言之，"稚阴稚阳"和"纯阳"这两个观点，概括了孩子的生理特点，这体现了孩子不同于成人的特殊性。

宝宝的病理特点

• 易于发病。由于脏腑娇嫩，孩子对某些疾病的抵抗能力就比较差，加上孩子寒暖不能自调，饮食不知自节，所以"外易为六淫之邪所侵，内易为饮食所伤"，肺脾两脏受影响而发病的情况就特别多。如果穿衣没有及时调整，过冷或过热，或者长时间在空气质量不佳的场所，孩子就容易出现咳嗽、哮喘、肺炎等病状。如果饮食不规律，饥饱无度，吃了太多的凉食，宝宝就容易出现呕吐、拉肚子等症状。

- 病情易于变化。孩子不仅容易发病，而且病情变化迅速，寒热虚实的变化比成人更迅速、复杂，具体表现为"易虚易实，易寒易热"的特点。孩子患病之后，如果治疗和护理不当，病情很容易加重。"邪气盛则实，精气夺则虚"，孩子机体柔弱，感邪后每易病势嚣张，出现实证。但邪气既盛，则正气易伤，又可迅速转为虚证，或虚实并见。易寒易热的病理变化，和孩子"稚阴稚阳"的生理特点有密切关系。

- 易于康复。孩子生机蓬勃，活力充沛，患病以后如果能得到及时的治疗，通常恢复得较快，甚至一天之内就能看到明显的变化。这种易于康复的特点，明代的《景岳全书·小儿则》中就有阐述："（小儿）其脏气清灵，随拨随应，但能确得其本而撮取之，则一药可愈。"

传统中医和现代医学观点的一致性

现代医学对小儿的生理特点与发病之间关系的认识，和传统中医关于小儿生理、病理特点方面的观点，是基本吻合的。

比如在呼吸系统方面，由于幼儿的鼻腔短小，黏膜血管丰富，没有鼻毛，抗体较少，所以非常容易感染由空气传播的疾病；幼儿的耳咽管较宽、短而直，鼻咽开口处低，所以感冒时容易并发中耳炎；咽喉淋巴随着年龄增长而逐渐发达，至成年后又逐渐退化，因此咽峡部炎症常见于幼儿和儿童，而婴儿则容易发生咽后壁脓肿，婴儿的喉腔狭小，声带及黏膜薄弱又富于血管，感染后非常容易因为喉头水肿而呼吸困难；幼儿的气管和支气管发生炎症后，黏膜易肿胀，肺泡弹性欠佳，纤毛运动又差，所以容易发生黏痰堵塞……

在消化系统方面，幼儿的胃呈水平位，贲门括约肌较松弛，所以容易呕吐和溢乳；幼儿的肠管相对较长，有利于消化与吸收，但胃酸和消化液分泌得较少，消化酶活力较低，所以饮食稍有不当，就容易引起腹泻。

幼儿的大脑皮层对皮层下中枢的控制能力薄弱，所以熟睡时容易惊跳；又因为神经髓鞘未完全形成，兴奋易于扩散，因此高热时容易出现惊厥。

此外，2岁以内幼儿的肾的位置较低，下端常达髂嵴之下，所以女孩的尿道很短，接近肛门，容易引起尿路感染……

可见，传统中医的观点都可以在现代医学中得到印证。

如何看懂宝宝的舌象

可扫码观看相关图片

儿科是"哑科"，因为孩子很难准确地描述自己的感受和病情。舌头是健康的一面镜子，舌苔的异常可以反映出一个人体内的病变，"望舌"在儿科疾病诊断中十分重要。

察看舌象是中医问诊时的一项重要内容，主要是观察宝宝的舌质、舌苔和舌体，三者综合起来就是舌象。

● 舌质。

正常健康宝宝的舌头应该大小适中、舌体柔软、淡红润泽、伸缩自如，宝宝说话口齿清楚，而且舌面有干湿适中的淡淡薄苔，口中没有气味。一旦宝宝患病，舌质和舌苔就会发生变化。一般来说，舌质淡白通常伴有气血亏虚；舌质绛红，舌有红刺，通常伴有温热病邪；入营入血，舌质红而少苔，通常伴有阴虚火旺；舌质紫暗或紫红，通常伴有气血郁滞；舌起粗大红刺，状如杨梅者，则往往是猩红热。

如果宝宝感冒发烧，首先表现为舌质发红，舌苔黄白略厚；如果发烧热度较高，伴有舌质绛红，舌苔干燥，说明宝宝热重耗伤津液。发热的同时还伴有大便干燥，宝宝口中有较重的气味，这种情况通常说明宝宝内热较重，家长应该引起重视。从中医的角度来看，发热的宝宝除了要多喝白开水，还要少吃油腻食物及甜度较高的水果，可以用新鲜的芦根或者干芦根煎水给宝宝服用。

- 舌苔。

正常情况下，宝宝的舌苔表现为中根部有薄白苔。一般来说，如果宝宝的舌苔薄白，通常伴有病邪在表；舌苔白腻，通常伴有寒湿内滞或寒痰食积；舌苔黄腻，通常伴有湿热内蕴或乳食内停；舌苔厚腻，垢浊不化，状如霉酱，通常伴有便秘腹胀、宿食内积，中焦气机阻滞；舌苔花剥，则通常是由胃阴耗伤引起的。当舌苔出现异常的颜色时，我们要了解宝宝是否吃过某种食物或药品，舌苔究竟是被染上了颜色，还是舌苔本身的颜色就如此。

如果宝宝的舌头上有一层厚厚的黄白色垢物，舌苔黏黏厚厚，不易刮去，同时口中有一种又酸又臭的秽气味道，那么宝宝很可能是饮食过量，或进食油腻食物过多。宝宝吃得过多、过饱，消化功能会发生紊乱，出现积食。因而，当宝宝出现这种舌苔时，饮食就要调整得清淡些。也可以在医生的指导下，根据具体情况服用一些山楂或者一些消食的药物，如用鸡内金 6 克、山楂 6 克煎水服用，每日一剂。如果宝宝的大便干燥，腹胀明显，可以用莱菔子 6 克、决明子 6 克、瓜蒌 6 克煎水服用，每日一剂，这能起到消食导滞的作用。

如果宝宝出现"地图舌"，多半是因为消化功能紊乱，或宝宝患病时间较久，使体内气阴两伤。这时候的宝宝容易挑食、偏食，爱食冷饮，睡眠不稳，乱踢被子，翻转睡眠，小宝宝更是容易哭闹，潮热多汗，面色萎黄无光泽，体弱消瘦，怕冷，手心发热等。这种情况下，宝宝应该多吃新鲜水果和深色蔬菜，同时注意忌食煎炸、熏烤、油腻、辛辣的食物。可以用适量的山药、白扁豆、大红枣，与薏米、小米一同煮粥给宝宝食用，如果配合动物肝脏一同食用，效果将会更好。宝宝面色苍白、疲乏无力、口干舌燥、大便干，多为气阴两伤，可用百合 6 克、莲子 6 克、枸杞 6 克、生黄芪 3 克煎水服用，每日一剂，"地图舌"也可以得到改善。

- 舌体。

宝宝正常的舌体柔软，可以活动自如。如果宝宝的舌体胖嫩，舌边齿痕显著，那么多为脾肾阳虚，或有水饮，痰湿内停；舌体胖大，色泽青紫，多为气血瘀滞；舌体强硬，多为热盛伤津；舌体强硬并伸缩受限，多见于脑炎后遗症；舌抖动伸缩，多见于脑发育不良；舌常外伸，久不回缩，多见于甲状腺功能低下引起的呆小病；舌反复伸出舔唇，旋即回缩，常见于先天愚型。

爱心提醒：

- 新生儿的舌质红无苔，乳婴儿的舌苔呈乳白色，这属于正常现象，爸爸妈妈不用过于紧张。
- 宝宝的舌苔变厚，如果只是用蘸温水的棉签清理舌苔，那只是治标，并不治本，舌苔反映的是胃气，舌苔刮去了，但是体内的问题仍没解决。所以还应带宝宝就医，就医前不要刮去舌苔，以免影响医生的判断。
- 某些药品或食物，也会使宝宝的舌苔变色，这不属于病苔。一般来说，染苔的色泽比较鲜艳而浮浅，而病苔不易退去，可以利用这一点进行辨别。

小儿肺系的组成

从中医的角度来说，"肺系"的概念涵盖了现代医学中的呼吸系统及其他相关脏器。

众所周知，呼吸系统是人体与外界进行气体交换的一系列器官的总称，包括鼻、咽、喉、气管、支气管，由大量的肺泡、血管、淋巴管、神经构成的肺，以及胸膜等组织。临床上常将鼻、咽、喉称为上呼吸道，气管以下的气体通道（包括肺内各级支气管）部分称为下呼吸道，这些都是现代医学的概念。

而中医将肺系置于整个人体生理环境中，它不但包括肺和与之相关联的鼻、咽、喉，还包括皮毛、大肠、经络等其他脏腑腧穴，组成一个极为庞大的体系。这个体系十分强大，在人体内的地位极高，它外通皮毛，内联脏腑，上走鼻窍，下关糟粕。因此，中医学认为肺系疾病的发生、发展、转归不独归于肺，而与人体各器官的功能状态密切相关。不过，其中占主导地位的，仍然是"肺"。中医学明确指出："肺位居胸中，上连气道咽喉，开窍于鼻，外合皮毛，与大肠相表里。""肺主气司呼吸；主宣发和肃降；通调水道；朝百脉，主治节。"《黄帝内经·素问》中也记载有"肺者，相傅之官，治节出焉"，认为人体当中的肺就如同宰相一般，有调治全身的功能。

由此可见，人体细枝末叶的小状况一旦解决不了，入侵到肺里，肺的功能失调，那么疾病的情况就不容小觑了。

小儿肺系的特点

明代儿科宗师万全在《育婴家秘·五脏证治总论》中这样描述："肺为娇脏，难调而易伤也……天地之寒热，伤人也，感则肺先受之。"人体当中，肺比较娇嫩，幼儿更有"肺常不足"的特点。

和成人相比，幼儿的呼吸频率快，呼吸节律不齐；婴幼儿为腹式呼吸，呼吸肌容易疲劳；学龄儿童为胸腹式呼吸，肺活量小，气道阻力大。

幼儿的鼻腔短小，婴儿时期无鼻毛，鼻黏膜柔弱而血管丰富；咽部相对狭小且较垂直，鼻咽部有丰富的淋巴组织，扁桃体 1 岁以后逐渐增大，其发育先慢后快，随后又减慢，是呼吸道的第一道防线；呼吸道的气管、支气管相对狭窄，软骨柔弱，缺乏弹性组织而血管丰富，纤毛运动差，黏膜容易肿胀；肺部弹力组织发育差，肺活量较小……一旦感染炎症，非常容易扩散，同时分泌物（痰、鼻涕等）容易潴留堵塞，不易清除。

另外，幼儿的免疫球蛋白含量均低，铁蛋白、溶菌酶等数量和活性不足……以上生理特点直接造成了"（小儿）肺常不足"。所以，我们可以发现，孩子比成人更容易患感冒、气管炎、支气管炎、肺炎、哮喘、鼻炎等呼吸道疾病。

小儿肺系疾病的食疗

因致病因素不同，咳、痰、喘等呼吸道疾病常分为风寒、风热、痰热、痰湿、脾胃虚弱等多种类型。

除对症用药治疗外，家长还可以将食疗作为辅助治疗手段，帮助宝宝尽快恢复健康。

- 风寒感冒的症状有发热、怕冷、鼻塞、咳嗽、头痛、流清涕，舌苔薄白。这时候，可以给宝宝用葱白饮。葱白饮辛温解表，可宣肺驱寒，辅助治疗风寒感冒。

葱白饮：大葱白 100 克，切碎煎汤，趁热饮，一日一次。

- 风热感冒的症状有发热重，微微怕冷，头胀痛，有汗，咽喉红肿疼痛，咳嗽，痰黏或黄，鼻塞浊涕，口渴喜饮，舌尖边红，舌苔薄微黄。这时候，可以给宝宝用薄荷粥和贝母沙参蒸雪梨，治疗风热感冒引起的咽干、咳嗽、肺热痰黄、津伤口渴。

薄荷粥：薄荷约 3 克，煎取药汁晾凉，取粳米适量，加水煮粥，待粥将成时，加入薄荷汁及适量冰糖，温服。

贝母沙参蒸雪梨：将雪梨 1 个剖成两半，去皮去核，把贝母 3 克、沙参 6 克、薄荷 2 克及冰糖适量填入后，两半合起放在碗内加水蒸熟，早晚分食，连吃数日。

- 风寒咳嗽的症状为咳嗽白痰，咽痒，恶寒无汗，头痛或发热，鼻流清涕。这时候，可以给宝宝用生姜秋梨汤，趁热饮能润肺驱寒。

生姜秋梨汤：生姜 6 片，秋梨 1 个去皮去核后切成薄片，生姜片和梨片放入锅内，加水 2 碗。先用大火煮沸，再改煎 15 分钟，加入红糖即可，早晚分食。

- 风热咳嗽的症状为干咳无痰，口干咽痛，鼻流脓涕，舌质红，苔薄黄。这时候，可以给宝宝用萝卜冰糖汁。

萝卜冰糖汁：白萝卜取汁 100—200 毫升，加冰糖适量隔水炖化，睡前一次饮完，连用 3—5 天。

- 痰热咳嗽的症状为咳嗽有黄痰，发热，口渴，大便干结，舌质红、苔黄腻。这时候，可以给宝宝用秋梨白藕汁。

秋梨白藕汁：秋梨1个去皮去核、白藕去节，各等量，切碎后用洁净纱布绞汁。再将两汁混匀，可随时饮用。每日一剂，分3—4次服用，连服5—7日。

- 痰湿咳嗽的症状为咳嗽声重，喉中痰多，食少体倦，舌淡红、苔白腻。这时候，可以给宝宝用薏米杏仁粥。

薏米杏仁粥：薏米50克，杏仁10克，薏米洗净，加水煮成半熟，放入杏仁，全部煮熟后加少许白糖。

- 阴虚咳嗽的症状为干咳少痰，口渴咽干，手足心热，舌红、苔少或花剥，大便偏干。这时候，可以给宝宝用百合粳米粥。

百合粳米粥：百合50克，粳米100克，同煮，粥成后加少许白糖。

- 体质虚弱的宝宝容易反复感冒咳嗽或哮喘发作，这类宝宝多为肺脾不足。在日常生活中，这些宝宝可以经常服用相应的补益食材。

肺虚的宝宝容易出汗，反复咳喘，手脚偏凉，喉间有哮鸣音，咳吐痰涎，大便不干，舌质偏淡、苔白滑。宝宝可以经常服用珠玉二宝粥。

珠玉二宝粥：生山药、薏苡仁各50克，柿饼3个（约为150克），同煮成糊粥。

脾虚的宝宝平素痰多，喉间有痰音，饮食不香，易疲劳，大便不干，苔白厚腻。宝宝可以经常服用茯苓大枣粥。

茯苓大枣粥：茯苓粉10克，红枣3—4枚，粳米适量。将大枣和粳米洗净，加入茯苓粉，加水适量大火烧开，小火煮熟后加适量白糖。

小儿肺系疾病的中医特色调理

• 伏九穴位敷贴。这是一种古老的中医疗法，属于穴位敷贴的一种。它通过外敷于体表的药物对穴位的温热刺激，起到扶正固本、调节阴阳的作用，从而调动人体潜能，激发正气，抵抗外邪。中医将冬季的"冬病冬防，三九贴"和夏季的"冬病夏治，三伏贴敷"统称为"伏九贴敷疗法"。这种方法通过药物外敷皮肤起效，可免除服药之苦，宝宝比较容易接受。

• 冬季膏方。膏方是根据个体的体质、证候，辨证组方后，将药物加水煎煮，去渣浓缩后，加入辅料收膏做成的一种内服中药制剂。膏方能改善人体阴阳平衡，调整脏腑气血，具有一人一方一膏的特点，是中医独特的调补方式。膏方适用于患有慢性病、体质虚弱的宝宝，尤其是需要长期中药调理的宝宝。膏方通常治病兼补，宝宝处于生长发育期，滥用补药会导致消化不良、性早熟等副作用；所以宝宝的膏方有别于成人，其作用主要是益气固表、健脾和胃、平补阴阳，用药温和，少用大补滋腻的药物，辅料多为莲子、山药、核桃仁、冰糖等，使药补食补相结合。

小儿肺系疾病的家庭护理建议

• 宝宝要适时增减衣物，防止室内外温差过大，秋冬、初春时节到户外，要给宝宝加件外套，戴上棉质围巾，避免颈部受凉，出汗时围巾还可以作为汗巾使用。夏季避免宝宝直吹空调和电扇，少食冷饮，以顾护阳气。

• 注意饮食。《黄帝内经·素问·脏气法时论》中提出："肺主秋……肺收敛，急食酸以收之，用酸补之，辛泻之。"酸味收敛肺气，辛味发散泻肺，秋天宜收不宜散，所以尽量少吃姜、蒜、辣椒等，应多吃润燥生津、养阴润肺的食物。宝宝的食物要清淡易消化，富含维生素，可以多安排蒸煮食品，尽量少用煎炸、烘焙食品。多吃新鲜蔬菜，水果应适度。水果生冷甜腻，易生寒痰，阻碍脾胃运化，严重的还可影响食欲导致厌食。所以不能用水果代替蔬菜，应提倡均衡饮食。

- 让宝宝多喝白开水，补充足够的水分，果汁饮料要适量。秋冬季节，梨、甘蔗、荸荠等打成汁水，可以作为一种补充。

- 经常开窗，保持室内空气流通。空气质量不错时，要坚持到户外活动，接受阳光照射能增强宝宝的抵抗力。

- 尽量不要带宝宝去人多拥挤的封闭场所，闭塞的空间十分适于各种病菌的滋生，长时间在此环境内容易感染各种病菌，也容易诱发咳喘。

- 常晒被褥，既可消毒去味，又能让宝宝用得更舒适。

- 宝宝感冒咳嗽时，爸爸妈妈应及时帮助宝宝清除鼻腔内的分泌物，帮助他将痰液咳出，以保持呼吸道通畅；宝宝咳嗽时，爸爸妈妈可以抱起他，用空心掌的姿势轻轻地拍打其背部，这样可以让痰液容易排出；同时要按医嘱服药，多给宝宝喝水。

小儿脾胃疾病

现在的物质条件越来越好，爸爸妈妈都会为宝宝提供充足且多样化的食物。但是仍然存在这样的情况：宝宝有足够多、足够好的食物，但宝宝的营养状况仍不理想。

很多中医学的经典著作中，都有对脾胃功能的解释："滋养濡润五脏之气血津液，皆有赖于脾胃之化生与输布。"在人体吸收营养物质的过程中，脾是很重要的枢纽。

孩子的脾胃功能尚不健全，胃酸和消化酶分泌少，酶活力差，正常的肠道菌群尚未建立，胃肠动力功能易于紊乱；生长发育较快，所需营养精微需求较成人多得多；脾胃功能负担较重，加上孩子还不会自己调整和节制饮食，不能自己调节衣物寒温，就特别容易损伤脾胃，从而发生积食、吐泻、厌食、疳症等。

宝宝脾胃疾病的诱发因素

- 先天不足。早产儿、低体重儿等容易发生脾胃问题。

- 其他疾病引发。慢性胃炎（消化道溃疡）、功能性腹痛、肠系膜淋巴结肿大、婴幼儿吐乳、便秘等都会引起脾胃问题。

- 喂养不当。喂养不当可能是造成宝宝脾胃功能紊乱的主要原因之一。很多爸爸妈妈不顾宝宝的年龄，过度进补；只关心宝宝吃得多不多、好不好，却不考虑宝宝是否能良好吸收；没有对宝宝的不良饮食行为进行控制，宝宝一次吃得太多，"吃伤了"；提供的食物过于油腻甘醇；在非炎热的季节中，让宝宝吃过多的生冷水果、冷饮等。

- 病后护理不当。宝宝生病以后，脾胃功能减弱，这时适合清淡易消化的食物，等胃气自然恢复后再逐渐补充营养，但很多家长不了解，病后给宝宝喂太多，导致宝宝脾胃功能失调。

- 气候因素。天气过热或湿度过大，会影响神经调节功能和消化液的分泌，引起宝宝食欲不振。所以一到夏天，宝宝胃口不佳的现象较为明显。

- 生活无规律。宝宝睡得过迟，或睡眠不足，或过度疲乏，都会引起厌食。

- 心理因素。宝宝受到不良刺激，如惊吓、恐惧、紧张、悲哭等，均可能引起消化功能紊乱，食欲减退。所以，爸爸妈妈对宝宝要求过高，在进餐前和餐桌上训斥宝宝，采用强制手段或威吓办法逼迫宝宝进食等，都可能导致宝宝食欲低下、厌食。

爱心提醒：

宝宝的脾胃出现问题，可能不仅是消化道出现功能性或器质性疾病，有时还是中枢神经系统疾病、精神障碍疾病和多种感染性疾病的病理反应。所以家长不能忽视宝宝食欲低下、厌食、呕吐、拉肚子等症状，需要及时就医。

小儿脾胃疾病的食疗

积食、厌食宝宝的食疗

脾胃不太好的宝宝可以多食用莲子、白扁豆、芡实、陈皮、薏苡仁、山药、山楂、白萝卜、鲫鱼等食物。莲子可用于熬粥、煮水，具有健脾去湿气、安神的效果。新鲜芡实用来煮粥、熬汤都是很好的。陈皮解油腻助消化，可以用来煲汤、炒菜。薏苡仁可用来煮水，作为日常饮品。

- 山楂30克，白扁豆30克，水煎取汁，加粳米50克，煮稀粥，加白糖服食，可改善宝宝厌食的情况。

- 白萝卜250克洗净，切小块，水煮后捞出晾晒半日，入锅加蜂蜜50克，小火煮沸调匀，冷却后收藏。每次饭后服食数块，连服5—7日，可改善脾失健运及消化不佳的情况。

- 鲫鱼100克，薏苡仁30克，水煮熟后食用。隔日服食，可改善宝宝脾胃虚弱、厌食的情况。

- 乌梅 5 克，鲜石斛 10 克，鲜芦根 30 克，水煎代茶饮服。可用于夏季厌食，舌红苔剥，胃阴不足的宝宝。

- 梨 2 个，去心，连皮切碎，加水，小火煎 30 分钟，取汁，加粳米 50 克，煮稀粥，加糖服食。可用于胃阴不足厌食的宝宝。

- 焦三仙，即焦麦芽、焦山楂、焦神曲，都有良好的消积化滞功能，但又各有特点。焦麦芽、焦神曲能帮助消化米面等淀粉类食物，焦山楂能帮助消化肉类或者油腻食物，三物合用能明显增强消化功能，根据宝宝的年龄，每种食物的量可用 3 克、6 克、9 克不等。

腹泻宝宝的食疗

宝宝腹泻，通常是由多病原、多因素引起的，主要表现为大便次数增多和性状改变，可伴有发热、呕吐、腹痛等症状及不同程度的水、电解质、酸碱平衡紊乱。病毒、细菌、寄生虫、真菌感染会引起腹泻，肠道外感染、滥用抗生素所致菌群紊乱、过敏、喂养不当及气候因素也可导致腹泻。

- 焦米汤：取适量大米加适量水浸泡 15 分钟，倒出来沥水半小时，待水分控干，在炒锅中用大火炒 3—5 分钟，无水之后，转小火快速翻炒，中间不要停，炒到金黄色后，关火再翻炒一分钟。把炒好的焦米放入锅中加水煮开，过滤掉米粒，用米汤喂宝宝，可有健脾功效。宝宝可以暂停进乳二三日，以焦米汤代替。

- 苹果茶饮：苹果一个，去皮切片煎汤，代茶饮，徐徐喂入，可涩肠止泻。

- 山药糊：淮山药粉调水适量煮成糊状食用，可补养脾胃。

- 山药莲子粥：新鲜山药 15 克，莲子 5 克碾碎，加入粳米适量，煲粥后食用，可温胃健脾。

爱心提醒：

吐泻严重的宝宝可以暂时禁食，待病情好转，再逐渐增加饮食量，但是仍然需要忌食油腻、生冷及不易消化的食物。

小儿脾胃疾病的中医特色调理

宝宝厌食、疳积的疗法

四缝穴位于双手食指、中指、无名指和小指，掌面第一指关节与第二指关节之间的横纹中央。先用 75% 酒精棉球消毒手指后，用一次性采血针刺穴位，约 1—2 毫米深，挤出清液或稠质黏液，直至见血；再用干消毒棉球拭擦后压穴止血。每周针刺 1—2 次，4—6 次为一疗程。点刺四缝穴可通畅百脉，调和脏腑，可使肠中胰蛋白酶、胰淀粉酶、胰脂肪酶含量增加，从而增强宝宝的消化功能。

此疗法中，针刺有感染的风险，须由医生操作。

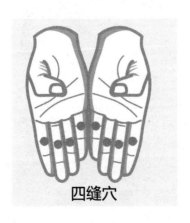

四缝穴

可扫码观看视频

宝宝食欲低下的推拿疗法

每天操作 1—2 遍，宜在空腹时进行。

● 补脾经：宝宝的拇指螺纹面即为脾经所在位置，爸爸妈妈可以固定宝宝的拇指后，在拇指桡侧（拇指外侧）边缘旋推 100—500 次。可以推完宝宝的一只手后再推另一只手。

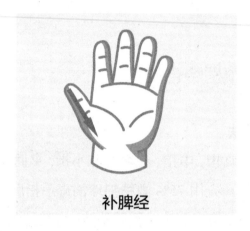

补脾经

● 顺时针摩腹：爸爸妈妈的手掌面附在宝宝腹部，以神阙（肚脐）为中心顺时针按摩，不宜过重，速度宜快，频率大约为每分钟 120—160 次，按摩 2—5 分钟。

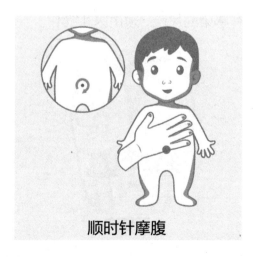

顺时针摩腹

• 按揉足三里：足三里穴在外膝眼下 3 寸，胫骨外侧约一横指处。爸爸妈妈用双手拇指分别按揉宝宝双侧足三里穴 1 分钟（约 100 次）。

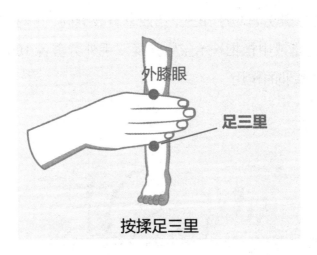

外膝眼

足三里

按揉足三里

• 捏脊 3—9 次：爸爸妈妈两手半握拳，两食指抵于宝宝的背脊上，再以两手拇指伸向食指前方，合力夹住肌肉提起，双手交替捻动向前，自长强穴起，一直捏到大椎穴。完成后按揉背部半分钟。一般来说，宝宝年龄越小，捏的次数越少。

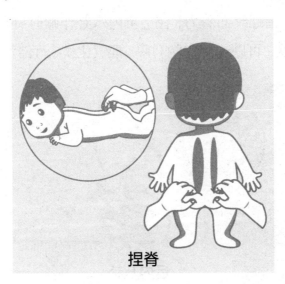

捏脊

宝宝腹泻的推拿疗法

可扫码观看视频

每天操作 1—2 遍，宜在空腹时进行。

• 揉外劳宫：外劳宫位于第三、第四掌骨岐缝间，正对掌心内劳宫。爸爸妈妈每天用拇指或中指指端给宝宝按揉双手外劳宫各 100—300 次，可以起到健脾胃、祛寒邪的作用。

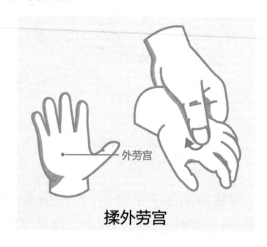

揉外劳宫

• 运内八卦：内八卦在手掌面，以掌心为圆心，以掌心到中指掌指关节（即掌骨与指骨之间形成的关节）横纹处距离的 2/3 为半径所画的圆周。爸爸妈妈可以用拇指螺纹面着力，在宝宝内八卦作顺时针环形推运。双手各推运 100—200 次，可以起到宽胸利膈、理气化痰、行滞消食的作用。

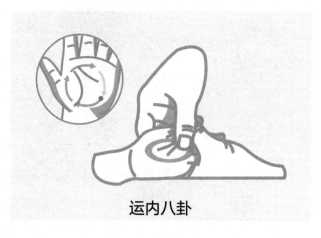

运内八卦

● 揉板门：板门（大鱼际）位于手掌正面拇指根部至掌根，伸开手掌时明显突起的部位。爸爸妈妈可以均匀协调地揉宝宝的手掌板门。1 岁以下的宝宝揉半分钟（约 50 次），1 岁以上的宝宝可以双手各揉 1 分钟。

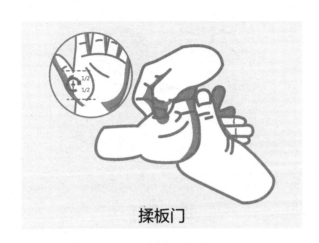

揉板门

● 逆时针摩腹：爸爸妈妈的手掌面附在宝宝腹部，以神阙（肚脐）为中心逆时针按摩，按摩的时间不宜过长，一般微微感觉到腹部发热为宜，宜控制在 5 分钟左右。

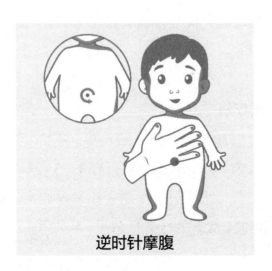

逆时针摩腹

● 推上七节：七节骨指腰骶部第二腰椎至尾椎之间。明朝时，高武在《针灸聚英》中指出，"七节自尾骶数上"。爸爸妈妈用拇指或食指和中指指面由下向上推即"推上七节"，一般推 100—300 次，有止泻、补肾的作用。

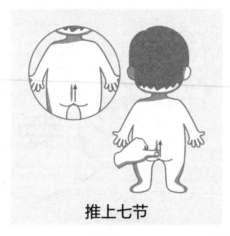

推上七节

● 按揉足三里：足三里穴在外膝眼下 3 寸，胫骨外侧约一横指处。爸爸妈妈用双手拇指分别按揉宝宝双侧足三里穴 1 分钟（约 100 次）。

● 捏脊 3—9 次：爸爸妈妈两手半握拳，两食指抵于宝宝的背脊上，再以两手拇指伸向食指前方，合力夹住肌肉提起，双手交替捻动向前，自长强穴起，一直捏到大椎穴。完成后按揉背部半分钟。一般来说，宝宝年龄越小，捏的次数越少。

宝宝腹泻的耳穴贴压疗法

先将耳郭皮肤用 75% 酒精棉球常规消毒，将胶布剪成 0.5×0.5 毫米方块或 0.5×0.8 毫米长方形块，取王不留行籽 1—3 粒，粘于胶布中央，再贴于选好的穴位（脾、胃、大肠等）上，用手指紧捏压实。每天按压 2 次，每次按压 3 下，7 天换贴 1 次，两耳交替贴压，4 次为一疗程，有调理脾胃的作用。

此法认穴需要准确，须由医生认穴贴籽。

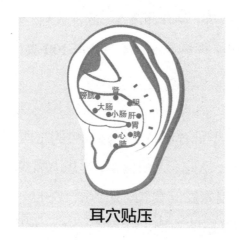

耳穴贴压

腹泻宝宝的养护

用丁香 2 克，吴茱萸 30 克，胡椒 30 粒，共研粉末。每次取 1—3 克，用醋调成糊状，敷贴在宝宝脐部 4—6 小时（婴幼儿一般为 2—4 小时），每日一次，可用于风寒泻、脾虚泻。但是要密切观察宝宝的脐部皮肤是否有过敏症状，如有红疹、水疱等过敏症状应立即停用。

小儿脾胃疾病的家庭护理建议

每个宝宝是不同的个体，对营养的需求、摄入能力、消化能力各不相同，爸爸妈妈要细心观察宝宝的情况，制订个体化的喂养方法，不能刻板地定时定量喂养。

寒性体质的宝宝

这类宝宝身体和手脚容易冰凉，面色苍白，不爱活动，吃饭不香，食生冷食物容易腹泻，大便溏稀。这些宝宝宜食辛甘温的食物，如羊肉、鸽肉、牛肉、鸡肉、核桃、龙眼等，忌食冰激凌、冰冻饮料、西瓜、冬瓜等。

日常中医保健要点：捏脊 5 次，揉内劳宫 100 次，一日一次。

热性体质的宝宝

这类宝宝形体壮实，面赤唇红，不喜欢热的东西，喜欢凉的东西，口渴时爱喝凉水，烦躁易怒，贪吃，大便秘结，易患咽喉炎、扁桃体炎、感冒后易高热。这些宝宝宜食偏寒性的食物，如苦瓜、冬瓜、萝卜、绿豆、芹菜、鸭肉、梨、西瓜等，忌食辛温的食物，如羊肉、牛肉、鸡肉、核桃、龙眼等。

日常中医保健要点：清天河水，每次推 200 下，一日一次。

虚性体质的宝宝

这类宝宝面色萎黄，少气懒言，神疲乏力，不爱活动，汗多，饭量少，大便溏软，容易呼吸道反复感染，经常伴有贫血。这些宝宝需要气血双补，可以多食用羊肉、鸡肉、牛肉、海参、虾蟹、木耳、核桃、桂圆等，忌食苦寒生冷食物，如苦瓜、绿豆等。

湿性体质的宝宝

这类宝宝喜欢吃肥甘厚腻的食物，多形体肥胖，动作迟缓，大便溏烂。这些宝宝需要少吃油腻食品和各种甜食。

爱心提醒：

宝宝不宜多吃特别凉、特别热的食物。冰激凌是很多宝宝喜爱的，但从中医角度来说，冰激凌属"寒热间夹"，吃起来是凉的，奶制品却是热性的。

寒热间夹会使宝宝脾胃功能下降的同时却内火旺盛，所以宝宝应少吃或者不吃冰激凌。

宝宝不宜多用甜食，因为甜食是酿痰生热的。

生鱼片等食物有寄生虫感染的风险，即使现在的食物处理措施足够安全，也尽量不要给宝宝吃。

滋补食品过量摄入，会给宝宝的脾胃带来负担，过犹不及。

虽然很多高汤很鲜美，但是汤里含有大量的盐分、油脂，营养价值并不高，蛋白质、钙质等大部分营养还是在炖汤用的肉类中，所以只喝汤不吃肉的做法并不好。

在宝宝食欲不振时，他少吃一顿并无妨碍，反而可借此让已疲劳的消化腺有一个休整机会。多数宝宝饿了自然会产生食欲，爸爸妈妈不必强迫宝宝多吃。

每个家庭都应有就餐的固定房间、餐桌，每人有固定的座位，养成良好的用餐习惯。切忌宝宝捧着饭碗，边走边吃边玩。

古代医学书籍《幼科推拿秘书》中记载："要得小儿安，常带饥与寒，肉多必滞气，生冷定成疳。胎前防辛热，乳后忌风参。保养常如法，灾病自无干。"这首保生歌为我们现代父母如何养护宝宝提供了十分经典的警示与参考。

小儿过敏

每到季节转换的时候，不少宝宝会出现鼻痒、喷嚏、鼻流清涕、反复咳喘、皮肤瘙痒、湿疹等过敏症状。这些宝宝小时候的皮肤容易长湿疹，身上经常发痒，出现疙瘩；经常会揉眼睛、抠鼻子、流鼻涕、打喷嚏，有青眼圈；哭的时候眉毛发红；多汗、多动、夜惊、易感冒；跑步或者大笑以后会咳嗽；晚上刚睡下半小时到两小时容易出汗；玩的时候精力很充沛，但是走路或上楼梯的时候容易疲劳，不愿意走，老想让人抱；长期气喘，经常到医院输液、雾化……这些宝宝都是过敏体质。

中医认为，过敏现象的发生多与先天遗传和脏腑功能失调有关。人体的肺、脾、肾等脏腑功能紊乱，阴阳失衡，就会使人体免疫功能下降，外邪（即过敏原）侵入体内而发生过敏反应。

常见的过敏性疾病包括过敏性咳嗽、过敏性哮喘、过敏性鼻炎、过敏性皮炎等。

一方面，过敏原在自然界中普遍存在，种类繁多，多数过敏体质的宝宝对多种物质过敏，因而完全屏蔽过敏原往往是不现实的；另一方面，单纯的抗过敏治疗能暂时解决过敏症状，但停药后仍然会反复发作，而且很多抗过敏药本身也可能导致过敏，加上许多抗过敏药含有激素成分，长期使用会影响宝宝的生长发育。因此，在控制宝宝的过敏症状后，比较适合的做法是调理宝宝的体质：根据宝宝的体质辨证用药，改善宝宝对过敏原的敏感性，最终达到即使暴露于过敏环境中，过敏症状也能明显减轻甚至不发病的目的。

宝宝过敏的原因

• 生活环境因素。现在，大气污染和汽车尾气使得空气中氮化物、二氧化硫等物质增多，悬浮颗粒也大大增加，这时时刻刻都在刺激宝宝的呼吸器官。长此以往，容易引起宝宝呼吸道抵抗力的下降，不仅容易出现呼吸道感染，而且增加了呼吸道过敏的风险。在家中，越是讲究干净的家庭，宝宝过敏发生概率就越高，因为长期处于过于卫生的环境，宝宝的身体接触细菌的机会少，免疫能力得不到训练，体质就会越来越敏感。家中经常使用消毒水、空气清新剂，也会增加宝宝发生过敏性疾病的风险。

● 家庭遗传因素。现有的研究显示，如果父母双方都有过敏史，宝宝发生过敏的概率是 60%—80%，父母一方有过敏史，宝宝的过敏概率也有 20%—40%。大量调查分析的结果显示：没有过敏家族史的宝宝，过敏风险相对较低，但过敏概率也高达 15% 左右。也就是说，所有的婴幼儿都应该预防过敏，而不仅仅是有过敏家族史的宝宝。

● 免疫系统发育不成熟。人体的免疫系统存在两个方向，一个方向是免疫保护，一个方向是引发过敏。成熟的免疫系统能自行调节，维持两端的平衡。宝宝的免疫系统发育不成熟，容易往引发过敏的方向倾斜，一旦受到牛奶蛋白、鸡蛋白等大分子异性食物蛋白的刺激，就容易出现过敏。特别是宝宝出生后的头一年里，食用牛奶乳品比较多，容易发生牛奶蛋白过敏症状。

● 肠道屏障功能不完善。成人的肠道黏膜上皮细胞排列紧密，就像没有任何缝隙的"墙壁"，但宝宝的肠黏膜还未发育完善，肠黏膜上皮细胞排列不紧密，存在间隙，牛奶蛋白分子等就很容易通过这一屏障，从肠道进入血液，从而导致过敏。

宝宝过敏的症状

● 皮肤症状：湿疹（也称特应性皮炎），通常表现为红斑、丘疹、水泡、渗出、结痂和奇痒。

● 胃肠道症状：腹痛、呕吐（如吐奶）、腹泻、肠绞痛等。

● 呼吸道症状：反复咽炎、鼻炎、哮喘等。过敏性鼻炎以鼻痒、打喷嚏、流涕为主要症状，过敏性哮喘表现为发作性咳嗽和带哮鸣音的呼气性呼吸困难等。

- 其他症状：如不明原因的哭闹、烦躁等。

不同年龄宝宝的过敏表现

- 0—3 岁的宝宝一般最早出现的过敏是食物过敏，而牛奶蛋白过敏又首当其冲，因为宝宝一出生就有可能接触牛奶乳品。随着宝宝年龄逐渐增大，接触的食物种类越来越多，鸡蛋、虾、鱼等都是较常见的过敏原。如果宝宝对某种食物过敏，食用后会出现腹泻、呕吐、湿疹等反应。此外，空气中的一些过敏原，也有可能引起宝宝湿疹。

- 3—7 岁的宝宝的过敏反应通常表现为哮喘，哮喘发病年龄大多在 3 岁以后，病情发作时以阵发性咳嗽、气喘、胸闷为主，不一定会发热。过敏原通常有花粉、粉尘、虫螨、羽毛、塑料、牛奶、鸡蛋、鱼虾、药物等，突然接触冷空气或剧烈运动，也是诱发因素。

  7 岁以上的宝宝，过敏性鼻炎的发病率比较高。过敏性鼻炎最主要的表现就是鼻痒、鼻塞、流鼻涕、连续不断打喷嚏。有些宝宝的过敏性鼻炎多发于春天，发病时间具有规律性，与花粉播撒密切相关，发病时包括眼部、腭部和耳部都有剧烈的痒感。还有的宝宝对虫螨、粉尘、冷空气等过敏，常年都可能有鼻炎。

过敏的危害

事实上，人的一生都在遭受过敏的威胁，婴幼儿的过敏更会为宝宝今后的健康埋下隐患。

患过敏性湿疹、食物过敏的宝宝，日后患哮喘和过敏性鼻炎的风险是一般宝宝的 3—8 倍。婴幼儿期的过敏不仅影响宝宝的生长发育，还可能会影响心智发育。婴儿期发生湿疹的宝宝，10 岁时有心理健康问题的风险也会大大增加。最重要的是，过敏会影响宝宝的生活质量。

小儿过敏的饮食调理

• 平和体质的宝宝大多体形健壮，面色润泽，目光有神，精力充沛，睡眠食欲良好，大小便正常，平时患病少。这类宝宝不易患病，即使患病也易恢复。平时饮食应有节制，勿过饥过饱，不吃生冷食物、油腻食物、辛辣食物。

• 气虚体质的宝宝肌肉松软，讲话声音低弱，出汗多，易疲劳，易感冒。这类宝宝容易患感冒、支气管炎、肺炎、厌食、呕吐、腹泻等。平时可以多吃白扁豆、香菇、山药、大枣，少吃薄荷、萝卜、大蒜等辛辣、耗气散气的食物。

• 阴虚体质的宝宝体形瘦长，手足心热，面颊潮红，皮肤干燥，大便干结，性情急躁，舌质偏红、苔少或舌苔斑驳。这类宝宝易患湿疹、口腔溃疡、哮喘、肺炎、支气管炎等。平时可以多吃鸭肉、绿豆、冬瓜、百合等甘凉滋润的食物，少吃羊肉、辣椒等温燥的食物。

• 阳虚体质的宝宝肌肉松弛，手脚发凉，大便稀溏，小便色清量多。这类宝宝易患腹泻、厌食、肾病、哮喘等疾病。平时可以多吃羊肉、虾、栗子、韭菜、橘子等食物，少吃苦瓜、黄瓜、螃蟹、鸭肉、冷饮等寒性和生冷食物。

• 湿热体质的宝宝容易长湿疹，口臭，厌食腹胀，大便黏滞，小便赤短。这类宝宝容易患口腔溃疡、哮喘、湿疹、荨麻疹、腹泻等。平时饮食应以清淡为主，多吃绿豆、冬瓜、藕等甘寒的食物，少吃羊肉、韭菜等性温的食物。

• 痰湿体质的宝宝体形肥胖，汗多黏腻，喉中痰多，舌苔较厚。这类宝宝易患感冒、支气管炎、肺炎、哮喘、湿疹、荨麻疹、腹泻等。和湿热体质的宝宝一样，平时饮食应以清淡为主，多吃绿豆、冬瓜、藕等甘寒的食物，少吃羊肉、韭菜等性温的食物。

小儿过敏的中医特色调理

中医治疗过敏性疾病，主要从屏蔽过敏原和改善幼儿过敏体质两方面着手。首先要让宝宝避免接触过敏原，然后坚持一段时间的内服中药来"辩证调理"，同时结合"伏九穴位敷贴"、膏方等来改善宝宝的过敏体质。

中药调理

宝宝过敏发作期宜对症处理，缓解症状。中医治疗以散风止痒、解痉平喘、通窍活血等为主。

单纯抗过敏，只是暂时解决过敏症状，停药后容易复发。况且任何一种抗过敏药都存在耐药性，刚开始服药时效果明显，不久就不再有效。因此，抗过敏药物应尽量短期使用，症状控制后应逐步停药，并迅速转向体质调理。

针对宝宝的不同体质，有不同的中药调理方案。对吸入性过敏原敏感的宝宝，大多肺卫气虚，治疗以补益肺卫为主，常用黄芪、党参、太子参、白术、茯苓等；对食物性过敏原敏感的宝宝，大多脾虚湿盛，治疗以健脾化湿为主，常用陈皮、半夏、茯苓、砂仁、藿香、鸡内金等；病程较久的宝宝，常合并肾气不足，治疗时还要健脾补肾，常用熟地、山药、山萸肉等。

伏九穴位敷贴

　　穴位敷贴是根据传统中医理论和冬病夏治原理而创设的特色中医疗法，在人体的穴位上进行药物敷贴，以鼓舞正气，激活经络气血，增加抗病能力，从而达到防治疾病的目的。

　　敷贴治疗一般以 3—5 年为一个疗程，一年中的夏季三伏和冬季三九是一个小的周期。夏季敷贴时，以三伏天敷贴为最好。中医认为，夏季气温高、机体阳气充沛，皮肤腠理完全开放，趁着病情相对处于稳定期的有利时机，将中药外敷在人体相应穴位，通过药物的渗透吸收，能起到疏通经络、健脾益肺、温化痰湿的作用，从而改善体质，提高人体免疫力。冬季天气寒冷，进行穴位敷贴能扶正祛邪，调补阴阳，不仅能够帮助人体抵抗外邪，而且能对夏季三伏贴的疗效起到加强和巩固的作用。

小儿过敏推拿疗法

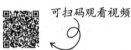
可扫码观看视频

　　• 按揉迎香穴：迎香穴位于鼻翼外缘中点旁的鼻唇沟中，按揉迎香穴可以疏通经脉，使气机通畅，缓解过敏性鼻炎引起的各种症状。可每日按揉 20—30 下，一日一次。

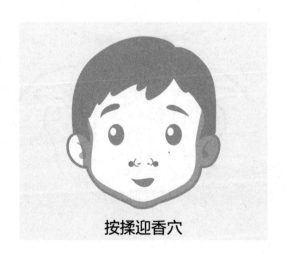

按揉迎香穴

● 按揉风池穴：风池穴在头额后面大筋的两旁与耳垂平行处，点按风池穴可以让人体阳气得到提升，经络得到疏通，使呼吸道保持通畅。可每日按揉 5—10 下，一日一次。

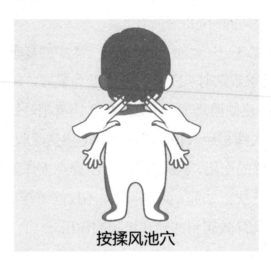

按揉风池穴

● 按揉肺俞穴：肺俞穴位于第三胸椎棘突旁开 1.5 寸处，点按肺俞穴能缓解咳嗽、气喘、喷嚏、流涕，鼻痒等症状。可每日按揉 50—100 下，一日一次。

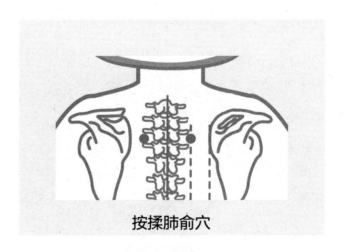

按揉肺俞穴

● 按揉脾俞穴：脾俞穴在背部第十一胸椎棘突下旁开 1.5 寸处，按揉脾俞穴可健脾开胃，能治疗厌食、呕吐、消化不良等。可每日按揉 50—100 下，一日一次。

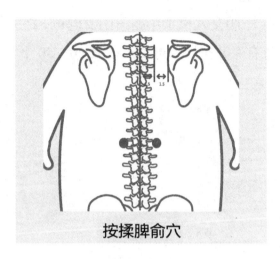

按揉脾俞穴

● 按揉肾俞穴：肾俞穴位于第二腰椎棘突旁开 1.5 寸处，"肾主纳气"，肾虚则"纳气"功能失常，就会影响呼吸功能，点按肾俞穴有强肾平喘止咳的作用。可每日按揉 50—100 下，一日一次。

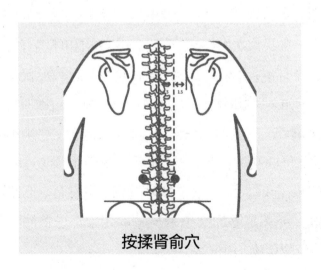

按揉肾俞穴

- 按揉足三里：足三里穴位于外膝眼下 3 寸，胫骨外侧约一横指处，按揉足三里可以补益胃气，增加食欲，强身健体，使得胃气向上升至头面部的经络，开通鼻窍，有效缓解过敏性鼻炎的症状。可每日按揉 20—100 下，一日一次。

- 按揉三阴交：三阴交穴位于小腿三阴交内侧，踝关节上 3 寸，经常按揉此穴对肝、脾、肾有保健作用。可每日按揉 20—50 下，一日一次。

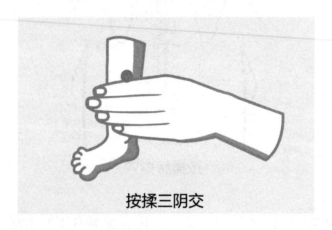

按揉三阴交

小儿过敏的家庭护理建议

- 避免宝宝接触过敏原。尽量查明宝宝对哪些物质过敏，让宝宝避免或减少与该物质接触。如果每次发作都与某一固定物质和环境有关，可能过敏原就是这种物质或这个环境；如果更换生活居住地发生过敏症状，那么地域环境是导致过敏的因素；如果睡觉时打喷嚏、流清水涕，那么过敏原可能是床上用品。

- 坚持母乳喂养。有过湿疹和食物过敏史的宝宝，将来患哮喘、鼻炎的风险显著增加，因此早期预防非常重要。而母乳喂养是预防过敏的最佳方法。

- 饮食要均衡合理。培养宝宝按时进餐、不挑食、不偏食的饮食习惯，饭菜要荤素搭配，补充足够的维生素及微量元素。忌食油腻食物、甜食、饮料、辛辣食物、生冷食物、海鲜等。

● 及时调整衣物，做到"三暖二凉"。确保宝宝背暖，但是不可过热，否则背部出汗多，反而容易因背湿凉而患病。确保宝宝肚暖，宝宝睡觉时也围上肚兜，是不错的方法。确保宝宝足暖，脚部是对外界最为敏感的地方，宝宝手脚保持温暖，才能保证身体较好地适应外界的气候变化。"二凉"则是指头凉和心胸凉。中医认为，头部最容易"上火"，宝宝患病更是头先热。如宝宝保持头凉、足暖，则必定神清气爽，气血循环顺畅。心胸凉主要指宝宝不能穿得过于厚重臃肿，这会压迫到胸部，影响正常的呼吸与心脏功能。

● 保证充足睡眠。若宝宝睡眠不足，可导致生长激素分泌减少，既影响健康发育，又会使抵抗力下降。因此，父母要培养宝宝良好的睡眠习惯。

● 合理服用药物。如果常给宝宝服用清热解毒的中药，或随意服用抗生素，易伤宝宝的脾胃，损耗人体正气。应在医生的指导下正确用药。

● 适当的户外运动。经常带宝宝去户外慢跑、踢球、做操、游戏等。还可以让宝宝用凉水洗手洗脸，可增强宝宝的适应能力和抵抗能力。

小儿烫伤的急救处理

家庭中发生烫伤的高危区域

灶台、热水瓶放置处、裸露的热水管道（如淋浴热水龙头的侧面）、取暖器的加热面等都是危险所在。热锅、热碗、热水袋都应放置在宝宝碰不到的地方，注意洗脸洗澡时先倒冷水，再倒热水。

宝宝被热水烫伤该如何处理

● 应立即用冷水冲洗。等冷却后才可小心地将贴身衣服脱去，以免弄破烫伤后形成的水泡。冷水冲洗的目的是止痛，减少渗出和肿胀，从而避免或减少水泡形成。冲洗时间约半小时以上，一直到停止冲洗时不感到疼痛为止。一般水温约 20 摄氏度左右即可。切忌用冰水，以免冻伤。冷水处理后把创面拭干，然后薄薄地涂些蓝油烃、绿药膏等油膏类药物。大面积或严重的烫伤经家庭一般紧急护理后应立即送医院。

• 皮肤烫伤要注意创面清洁和干燥，冷水冲洗后避免再浸水。约 2—3 天后创面即可干燥。此时就不必涂药。10 天左右就可脱痂愈合。届时若不愈合，则应请医生看看是否因烫伤较深或有感染。烫伤后一般不用抗生素，如创面1—2 天后还是红肿、疼痛加剧，则有感染之嫌，可在医生指导下进行治疗。

爱心提示：

平时给宝宝洗澡时，洗澡水不能过烫。适宜宝宝的水温是 38 摄氏度至 42 摄氏度，虽然大人感知较冷，但比较符合宝宝的需要。若天气寒冷，可用取暖设备加热洗澡房间的温度。

小儿误食和窒息的急救处理

宝宝年龄小，发生误食和呛食的情况非常多。误食和呛食容易堵塞消化道和呼吸道，进而引起窒息，十分危险。

宝宝喉咙被食物堵塞

食物呛入呼吸道会引起窒息，有生命危险，应立刻就地施救，可采用海姆立克急救法。

可扫码观看视频

● 婴儿。

将婴儿脸朝下放在你的前臂上，用手托着婴儿的下巴和头。用另一只手的手掌后根部，在婴儿肩胛骨之间用力快速地拍打 5 次。

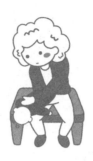

如果梗塞物没有被吐出来，可以让婴儿面朝上躺在你的手臂或大腿上。把食指和中指放在婴儿胸骨下半端，大约是距离乳头下方 1.6 厘米的位置，用力快速地压挤胸部 5 次，然后再拍背 5 次，轮流交替着做，直到梗塞物被吐出来为止。

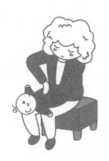

假如婴儿变得没有反应，赶快打 120 急救电话，并立即开始做心肺复苏术，直到医生到达。

● 超过 1 岁的幼儿。

若家中有超过 1 岁的幼儿发生窒息，首先要问孩子"你能说话吗"，假如孩子可以说话、咳嗽或呼吸，就让孩子自己把梗塞物咳出来；假如孩子没办法呼吸、咳嗽或说话，就必须马上进行急救。

站或跪在幼儿的后方，用手臂圈住幼儿的腹部。一只手握拳，然后把拳头的拇指侧靠向幼儿腹部的中间、肚脐眼的上方。

用你的另一只手抓住拳头，然后用快速、向上的推挤动作压向幼儿的腹部，直到幼儿咳出梗塞物。

假如幼儿已经无意识、无反应，也没有呼吸，赶快打 120 急救电话，并开始做心肺复苏术，直至医生到达。

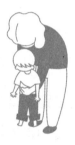

相关链接

心肺复苏术

在黄金 8 分钟内及时抢救，挽回生命的可能性最大。儿童的胸外按压与人工呼吸频率为：30 次胸外按压加 2 次人工呼吸。按压的频率为每分钟 100 次，人工呼吸每次吹气的时间要持续一秒以上。

胸外按压的手势也与成年人不同，一般成人是双手上下十指相扣，手掌用力按压，但对 8 岁以内的儿童，就不能用两条胳膊同时用力，只能用一只手掌下压，而对 1 周岁内的婴儿，由于骨头还很脆嫩，只能用食指与中指相叠或者双手环抱婴儿的身体，用拇指按压。

按压的部位也有讲究，乱压起不到抢救的效果，患者的受力点应该在胸腔两乳头连线的中间位置。

在人工呼吸之前，首先要开放气道，即让患者保持气道畅通。方法为让孩子平躺，将头向后仰，不同年龄段的人，头仰的角度各有不同，一周岁以内的婴儿，头稍向后仰30度角即可，儿童向后仰60度，成年人后仰90度。判断人工呼吸是否成功，主要观察向患者的口或鼻吹气后，胸腔是否有明显高起。

宝宝喉咙被鱼刺卡住

宝宝卡鱼刺，有些家长会让孩子吞咽饭团、喝醋，但是这两种处理方法是不正确的。饭团、馒头的吞咽会将露在外面的鱼刺推入组织的深部，增加发现及取出的难度。醋不但不能软化鱼刺，相反，醋的酸度会刺激并灼伤食管的黏膜，使受伤的部位扩大和加深。如果只是小鱼刺，或者卡得不深，家长可以尝试自己处理。首先要镇定，然后在光线明亮的条件下，让孩子尽量张大嘴巴，找来手电筒照亮孩子的咽喉部，观察鱼刺的大小及位置。如果能够看到鱼刺且所处位置较容易接触到，父母可以找把小镊子，用酒精棉擦拭干净，直接夹出鱼刺。往外夹鱼刺的时候，父母要配合完成，一人固定孩子的头部并用手电筒照明，另一人负责夹出鱼刺。如果根本看不到孩子咽喉中有鱼刺，但孩子出现吞咽困难及疼痛，或是能看到鱼刺，但位置较深、不易夹出时，一定要尽快带孩子去医院，请医生做处理。鱼刺夹出后的两三天内也要注意观察，如孩子还有咽喉痛、进食不正常或流口水等表现，一定要带孩子到正规医院的耳鼻喉科做检查，看是否有残留异物。

相关链接

宝宝玩珍珠项链的时候把项链扯断了，还把两颗小珠子放进了鼻孔，请问这怎么办呀?

即刻压住宝宝的鼻根处，防止他吸入珠子，同时向鼻孔方向推出珠子，若较深不能推出，应让宝宝不要说话和哭闹，用嘴呼吸，并尽快去医院。

如果宝宝误服腐蚀性药物，如碘酒类，发现后该怎么办?

治疗碘中毒可以立即口服大量淀粉(如米汤、面、粥、山芋、面包等)，使之吸收碘并与之反应，然后催吐排出，可以看到蓝色呕吐物。因而在送医过程中就可以开始吃面包等食物了。洗胃可用1%—10%的淀粉液(米汤亦可)或1%硫代硫酸钠溶液，一直到洗出液无蓝色为止。洗胃后用硫酸钠导泻，内服生蛋清、牛奶、食用植物油以保护胃黏膜。喉头水肿严重时可致呼吸道梗阻而窒息，必须立即作气管切开手术。碘过敏反应引起的血管神经性水肿也可以导致喉部阻塞，应把气管切开加用肾上腺皮质激素。

宝宝吃糖果时把糖果包装纸吞下去了，请问会有伤害吗?

糖纸一般能被包括胃酸在内的消化液逐步消化，但要关注孩子有无腹胀、便秘、呕吐或发热，如果有上述情况需及时就医。

宝宝把硬币吞下去了，该如何处理呢?

先去医院摄片，确定硬币的位置，如果硬币较小，一般会使用甘露醇等导泻的药物，促使硬币随大便排出。若两三天后硬币仍未排出，可再摄片，以确定是否需要在内窥镜下取出。

小儿跌落的急救处理

如果宝宝跌落，头部受到撞击，该如何判断宝宝是否受伤？

首先判断意识状态，呼唤孩子，如有应答或哭闹，证明意识清醒，不急于搬动，注意询问颈部有无疼痛，以防颈椎有损伤，如颈椎有损伤，需等专业人员搬动。如只有头皮局部肿胀，可予压迫，但不要揉搓，同时就医，排除颅内损伤。一般 48 小时内需要观察孩子的精神状态和呕吐情况，以防脑震荡或颅内出血。

小儿溺水的急救处理

首先使孩子头朝下，立刻撬开其牙齿，用手指清除口腔和鼻腔内杂物，再用手掌迅速连续击打其肩后背部，让其呼吸道畅通，并确保舌头不会向后堵住呼吸通道。然后抢救者单腿跪地，另一腿屈起，将溺水孩子俯卧置于屈起的大腿上，使其头足下垂；颤动大腿或压迫其背部，使其呼吸道内积水倾出。

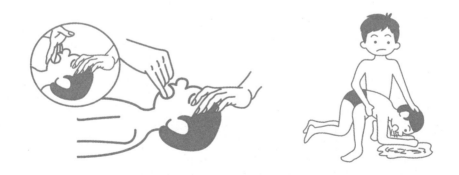

积水吐出后，对心跳呼吸停止的孩子立即进行心肺复苏术（同窒息处理）。

爱心提示：

18 个月以下的宝宝，不要让他单独一人留在浴缸里，即使只是接个电话的时间也不行，以防溺水。无论是浴缸还是水桶，都不要存水，以免宝宝玩水时不慎跌进水中，发生溺水事故。宝宝大一些，要教育他不要私自到江河、湖塘岸边和水井四周玩耍或行走，不单独去水流湍急或水域情况不明处游泳。

第四部分
小儿推拿的适用范围
和常用手法

小儿推拿疗法的对象和要点

小儿推拿的对象一般是 6 岁以内的宝宝，尤其适用于 3 岁以内的小宝宝。推拿疗法是中医独特的疗法，使用时要遵从一定的要点。

• 治疗需及时、正确、审慎。在病势萌芽阶段，早发现早治疗，能防止疾病转急转重。比如，宝宝饮食过于肥腻或者过量时，可以及时给予消食导滞的治疗，这样后续可以减缓嗳气吞酸、腹痛腹胀、夜寐不安甚至发热等症状。

• 治疗时，病退即止。比如，宝宝发热时，如果对退热的穴位进行推拿，只可在实热证、热盛时用，而且热退即止，不可常用，多用会伤及阳气。

• 一般情况下，推拿疗法按头面、上肢（一般选一侧）、胸腹、下肢（一般双侧）、腰背这样的顺序展开，如果宝宝一开始拒绝头面触碰，可将此部位放在最后进行。推拿时，应先主穴，后配穴；先轻刺激，后强刺激；或者根据病情轻重缓急，灵活运用，决定顺序。

小儿推拿疗法的禁忌证

特别要提醒的是，并不是所有的病情都适用于推拿。推拿有很多禁忌证，出现以下情况不适合推拿。

• 宝宝有皮肤损伤的地方，不适合推拿。
• 宝宝有明显感染，如骨髓炎、丹毒等，不适合推拿。
• 出现急性传染性疾病，如猩红热、病毒性肝炎、肺结核等，不适合推拿。
• 患有出血倾向的疾病时，不适合推拿。
• 患有骨关节结核、化脓性关节炎或骨折时，不适合推拿。

- 如果有严重的脏器疾病，也不适合推拿。

- 宝宝症状严重且诊断尚不明确时，不适合推拿。

小儿推拿疗法的注意事项

- 宝宝过饥或过饱时，不宜推拿，一般安排在饭后一小时左右。

- 尽量让宝宝处于清醒且安宁的情况下进行推拿，哭闹或睡眠状态下都不利于发挥疗效。

- 推拿时，宜选择避大风、避强光、噪声小的室内，且温度适宜。

- 推拿后注意避风保暖，忌食生冷食物。

- 推拿的时间一般根据宝宝的年龄、病情、体质情况而定，一般不超过20分钟，根据情况灵活调整。一般每日一次，高热等急症可以两次以上。

- 推拿时应配合介质使用，如滑石粉、婴儿油等，防止擦破宝宝的皮肤。

- 操作者应双手保持温暖，指甲不宜过长或毛糙不平；操作时，不佩戴戒指等会影响操作的饰品；应态度和蔼，耐心仔细，随时根据宝宝的反应调整手法。

- 操作者如果不熟悉手法操作力度，不清楚穴位性质，就应谨慎使用推拿疗法，防止发生意外。

小儿推拿疗法的常用手法

小儿推拿的基本要领是：轻快柔和，平稳着实。

"虚者补之，实者泻之"是推拿疗法的基本法则。一般情况下，轻手法用于补，重手法用于泻；频率慢用于补，频率快用于泻；操作次数多、时间长用于补，次数少、时间短用于泻；不虚不实就平补平泻。

推法

• 直推：以拇指桡侧或指面，也可以是食指、中指的指面在穴位上作直线推动。频率为每分钟250次。注意操作时动作轻快，如鸡毛掸拂过，以推后皮肤不发红为佳。在"清天河水""推脊"时，常用这种手法。

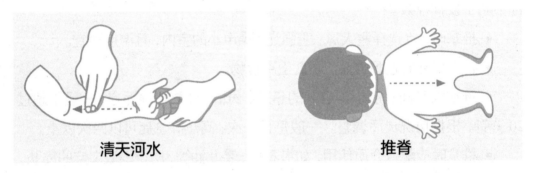

清天河水　　　　　　　　　　　推脊

• 旋推：以拇指指面着力在穴位上，作顺时针或逆时针方向的旋转推法。频率为每分钟200次。注意仅在皮肤表面推动，不得带动皮下组织。在"补脾经"时，常用这种手法。

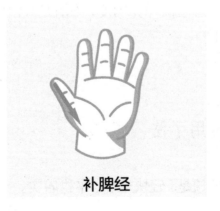

补脾经

- 分推：又称分法，用两手拇指指面，自穴位向两旁作分向推动。一般连续分推 20—50 次。在"分腕阴阳"时，常用这种手法。

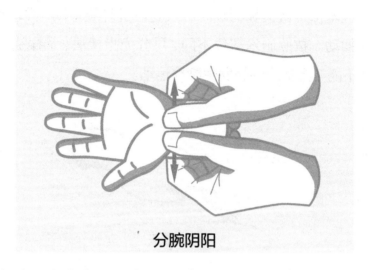

分腕阴阳

- 合推：用两拇指螺纹面自穴位两旁向穴中推动合拢，与分推相反。注意不要使皮肤向中间起皱。一般连续推 20—50 次。

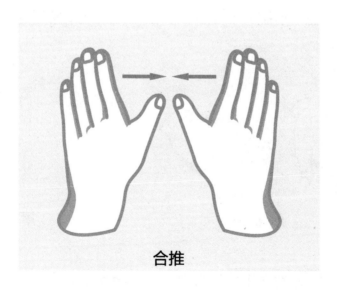

合推

揉法

揉法就是操作者以拇指，或食指、中指两指的螺纹面，或用掌、鱼际吸定于穴位或施术部位做缓和的顺时针或逆时针环旋运动，并带动该处的皮下组织一起揉动。按照施术部位不同，可分为指揉法、掌揉法、鱼际揉法。操作时注意不能与宝宝的皮肤发生摩擦运动。

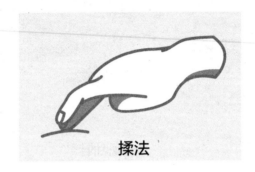

揉法

摩法

操作者把指腹或掌面放置在穴位上，以腕关节旋转、前臂屈伸作环旋动作。操作时注意肩肘腕关节要放松。在"摩腹"时，常用这种手法。一般连续摩 2—5 分钟。

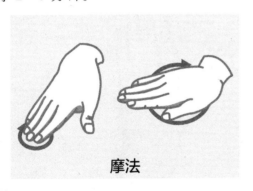

摩法

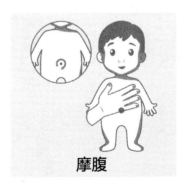

摩腹

捏法

● 三指捏：操作者用拇指指端或桡侧顶住宝宝的皮肤，食指和中指二指前按，三指同时用力捏拿皮肤，双手交替捻动向前，将宝宝的皮肤用力提起，作连续不断的灵活动作。一般可连续捏5—9次。大年龄宝宝"捏脊"时常用此手法。

● 二指捏：操作者食指屈曲，用食指中节桡侧顶住皮肤，拇指前按，两指同时用力提拿皮肤，双手交替捻动向前将宝宝的皮肤用力提起，作连续不断的灵活动作。一般可连续捏5—9次。小年龄宝宝"捏脊"时常用此手法。

注意拿捏皮肤不宜过多，否则容易动作呆滞，不易推动向前。拿捏皮肤过少或动作过轻，容易脱手，没有疗效。

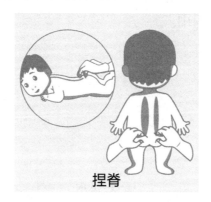

捏脊

擦法

用手掌面、鱼际或者食指、中指、无名指的指面同时着力于一定部位上，进行直线来回摩擦。注意不要用蛮力，以免将皮肤搓破。

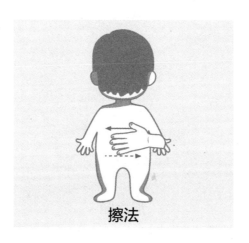

擦法

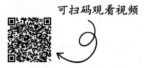

可扫码观看视频

小儿推拿常用穴位及操作介绍

用于清热的推拿疗法

以下手法可以在宝宝发热时使用，不影响宝宝同时服用退热药物。

- 清天河水。

前臂掌侧，腕横纹中点至肘横纹中点间的直线即为天河水。用食指和中指指腹在宝宝的腕部至肘部间直推，推100—500下。一日一次，或者根据病情轻重缓急，灵活运用。

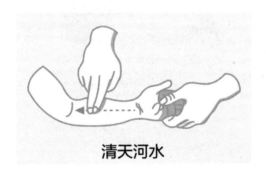

清天河水

- 退六腑。

前臂尺侧，腕部至肘部间的直线为六腑。用拇指指腹或食中两指从宝宝的肘部直推向腕部，推100—500下。一日一次，或者根据病情轻重缓急，灵活运用。

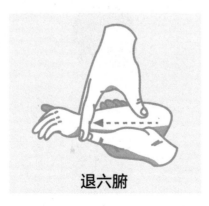

退六腑

● 推脊。

用食指和中指两指，从宝宝的项部第一胸椎棘突直推向尾椎，推 100—300 下。一日一次，或者根据病情轻重缓急，灵活运用。

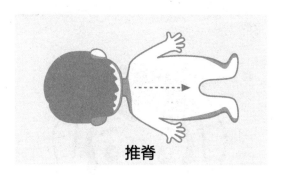

推脊

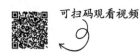
可扫码观看视频

用于解表的推拿疗法

如果宝宝恶风无汗、鼻塞、流清涕，有上呼吸道感染初期症状时，可以用以下手法。

● 开天门。

天门即眉心至前发际正中的一条直线，操作者双手拇指自下而上交替直推，推 30—50 下。一日一次，或者根据病情轻重缓急，灵活运用。

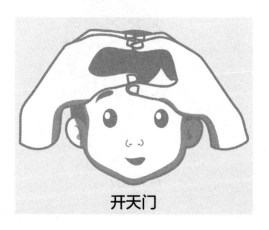

开天门

● 推坎宫。

坎宫即从眉心起沿眉向眉梢成一横线，操作者双手拇指自眉心分别向两侧眉梢做分推，推 30—50 下。一日一次，或者根据病情轻重缓急，灵活运用。

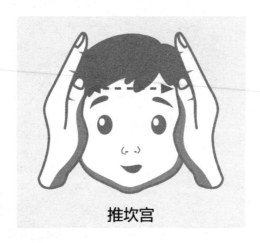

推坎宫

● 揉太阳穴。

太阳穴位于眉后凹陷处，操作者用双手中指端做揉法，揉 30—50 下。一日一次，或者根据病情轻重缓急，灵活运用。

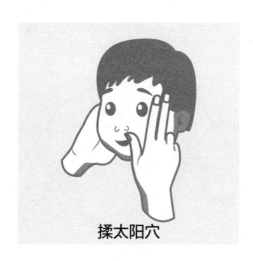

揉太阳穴

• 揉耳后高骨。

高骨位于耳后入发际，乳突后缘下凹陷中，操作者用双手拇指或中指端按揉，按揉 30—50 下。一日一次，或者根据病情轻重缓急，灵活运用。

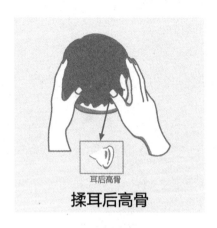

揉耳后高骨

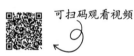可扫码观看视频

用于消导的推拿疗法

如果宝宝饮食不节制、过多，可以试试运用以下手法。

• 清胃经。

胃经位于拇指近掌面第一节，操作者可以用拇指在宝宝的胃经，由掌根内至外方向直推，推 100—500 下。一日一次或者根据病情轻重缓急，灵活运用。

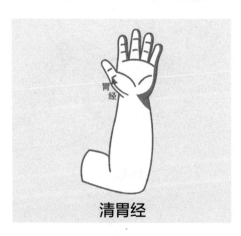

清胃经

• 清大肠经。

食指桡侧缘，自食指尖至虎口成一直线即为大肠经，操作者可以从宝宝的食指根直推向指尖，推 100—500 下。一日一次，或者根据病情轻重缓急，灵活运用。

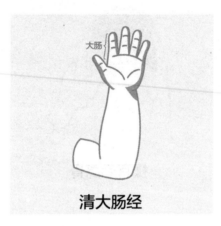

清大肠经

• 揉板门

板门位于手掌大鱼际，操作者用大拇指按揉宝宝的大鱼际，按揉 50—100 下。一日一次，或者根据病情轻重缓急，灵活运用。

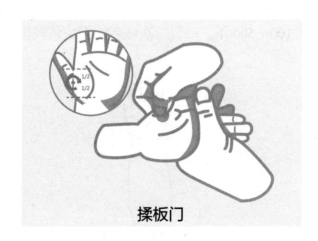

揉板门

● 揉中脘穴。

中脘穴位于脐上 4 寸，也就是胸骨下端和肚脐的 1/2 处，操作者可以用大拇指或者食指、中指两指一起按揉，按揉 100—300 下。一日一次，或者根据病情轻重缓急，灵活运用。

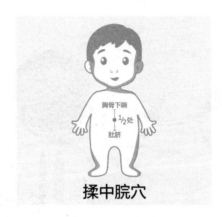

揉中脘穴

● 揉天枢穴。

天枢穴位于脐旁 2 寸，操作者可以用双手拇指或者食中两指按揉，按揉 50—100 下。一日一次，或者根据病情轻重缓急，灵活运用。

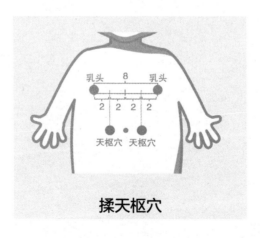

揉天枢穴

● 捏脊。

捏脊需要沿宝宝的第一胸椎棘突至尾椎的一条直线，一般自下而上做捏法，捏 3—9 次（年龄越小次数越少）。一日一次，或者根据病情轻重缓急，灵活运用。

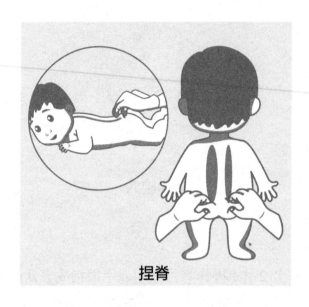

捏脊

图书在版编目（CIP）数据

中西医结合儿童保健：促进儿童早期发展的家庭指导 / 陈津
津等著. — 上海:上海教育出版社, 2020.5
ISBN 978-7-5444-9958-3

Ⅰ.①中… Ⅱ.①陈… Ⅲ.①儿童－保健 Ⅳ.①R179

中国版本图书馆CIP数据核字(2020)第060853号

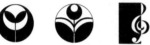

责任编辑　管　倚
封面设计　赖玟伊

中西医结合儿童保健——促进儿童早期发展的家庭指导
陈津津　等著

出版发行　上海教育出版社有限公司
官　　网　www.seph.com.cn
地　　址　上海市永福路123号
邮　　编　200031
印　　刷　上海叶大印务发展有限公司
开　　本　787×1092　1/16　印张 8.25
字　　数　115 千字
版　　次　2020年5月第1版
印　　次　2020年5月第1次印刷
书　　号　ISBN 978-7-5444-9958-3/R·0020
定　　价　39.80 元

如发现质量问题，读者可向本社调换　电话：021-64377165